人民健康·名家科普丛书

营养与健康

总主编　王　俊　王建六
主　编　柳　鹏
副主编　李　迪　蔡晶晶

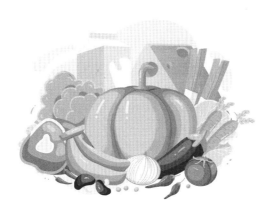

科学技术文献出版社
SCIENTIFIC AND TECHNICAL DOCUMENTATION PRESS
·北京·

图书在版编目（CIP）数据

营养与健康 / 柳鹏主编. —北京：科学技术文献出版社，2024.6
（人民健康·名家科普丛书/王俊，王建六总主编）
ISBN 978-7-5235-0510-6

Ⅰ. ①营… Ⅱ. ①柳… Ⅲ. ①营养卫生—关系—健康 Ⅳ. ① R151.4

中国国家版本馆 CIP 数据核字（2023）第 139985 号

营养与健康

策划编辑：孔荣华 王黛君 责任编辑：吕海茹 责任校对：张吲哚 责任出版：张志平

出 版 者	科学技术文献出版社
地 址	北京市复兴路15号　邮编　100038
编 务 部	（010）58882938，58882087（传真）
发 行 部	（010）58882905，58882868（传真）
邮 购 部	（010）58882873
官 方 网 址	www.stdp.com.cn
发 行 者	科学技术文献出版社发行　全国各地新华书店经销
印 刷 者	北京地大彩印有限公司
版 次	2024年6月第1版　2024年6月第1次印刷
开 本	880×1230　1/32
字 数	69千
印 张	3.75
书 号	ISBN 978-7-5235-0510-6
定 价	39.80元

编　委　会

　　"健康所系，性命相托"，铮铮誓言诠释着医者的责任与担当。北京大学人民医院，这座百年医学殿堂，秉承"仁恕博爱，聪明精微，廉洁醇良"的百年院训，赓续"人民医院为人民"的使命，敬佑生命，守护健康。

　　人民健康是社会文明进步的基础，是民族昌盛和国家富强的重要标志，也是广大人民群众的共同追求。党中央把保障人民健康放在优先发展的战略位置，注重传播健康文明生活方式，建立健全健康教育体系，提升全民健康素养。北京大学人民医院勇担"国家队"使命，以守护人民健康为己任，以患者需求为导向，充分发挥优质医疗资源的优势，实现了全员时时、处处健康宣教，以病友会、义诊、讲座多渠道送健康；进社区、进乡村、进企业、进学校、上高原，足迹遍布医联体单位、合作院区，发挥了"国家队"引领作用；打造健康科普全媒体传播平台，将高品质健康科普知识传递到千家万户，推进提升了国民健康素养。

　　在建院 105 周年之际，北京大学人民医院与科学技术文献出版社合作，25 个重点学科、200 余名资深专家通力打造医学科普丛书"人民健康·名家科普"。丛书以大数据筛查百姓常见健康问题为基准，结合北京大学人民医院优势学科及医疗特色，传递科学、精准、高水平医学科普知识，提高公众健康素养和健康文化水平。北京大学人民医院通过"互联网＋健康科普"形式，构建"北大人民"健康科普资源库和健康科普专家库，为实现全方位、全周期保障人民健康奠定并夯实基础；为实现"两个一百年"奋斗目标、实现中华民族伟大复兴贡献"人民"力量！

王俊　　王建六

营养是人类维持生命、生长发育和健康的重要物质基础。国民膳食与营养状况是反映一个国家或地区经济社会发展、卫生保健水平和人口健康素质的重要指标，是国家昌盛、民族富强、人民幸福的重要标志。

近年来，随着我国经济快速发展，人民生活水平不断提高，营养供给能力显著增强，国民营养健康状况明显改善。但仍面临居民膳食结构不合理、营养不足与过剩并存、营养相关疾病多发、营养健康生活方式尚未普及等问题，成为影响国民健康的重要因素。究其原因，主要在于公众营养知识素养水平低下，对营养知识认识不足、对营养信息理解不当、改变行为方式的意愿不强。因此，提高居民营养素养是提升国民素质的基础和前提。

另外，我国居民营养相关慢性病发病率的攀升也给社会和家庭带来了沉重的疾病负担和经济负担，并制约着人均期望寿命的提高。其中，居民营养素养低下是影响慢性病发生、发展和转归的重要因素。加强居民营养素养建设，可以从源头上遏制营养相关慢性病的发生和发展，助力社会经济的快速发展。

2016 年，我国发布了《"健康中国 2030"规划纲要》和《国民营养计划（2017—2030）》，标志着我国将提高国民营养健康水平上升为国家战略，并明确提出了"居民营养健康素养得到明显提高"这一发展目标。为积极应对当前我国居民存在的主要营养健康问题，更好地为居民健康膳食提供科学指导，推动健康中国建设，北京大学人民医院临床营养科主持编撰了"健康中国·名家科普丛书"的《营养与健康》分册。

　　本书编者均为有多年临床营养工作经验的专家，本着科学、专业、权威的原则为民众解决营养相关疑惑，并纠正常见知识误区。本书内容聚焦民众最为关注的营养常见问题，具体包括营养与疾病（包括高血糖、高血压、高血脂、心血管疾病、脂肪肝、甲状腺疾病、胃炎、胃食管反流病等常见慢性疾病和肿瘤）、人群与营养（包括超重/肥胖、孕妇、老年人群）和食物与营养三部分。

　　本书语言通俗易懂、简明扼要，内容覆盖面广，反映最新进展，紧密结合生活实际，注重科学性、实用性和可操作性，以期对读者起到营养指导作用，为中国民众的营养健康保驾护航，助力健康中国建设！

柳鹏

目　录

● ● ● ●

第二章

人群与营养 ···································· **35**

• • •

第三章
食物与营养 ························· **83**

▶▶▶ 第一章

营养与疾病

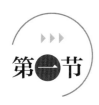

第一节

慢病营养

Q: 高血糖人群能吃米饭吗?

对于血糖高的人而言，米饭是可以吃的，但要注意食用量。米饭的主要营养成分是碳水化合物，即日常所说的淀粉或者糖类。碳水化合物是为人体提供能量的重要营养素，同时也是引起血糖升高的主要营养素，食用量和种类直接影响餐后血糖的波动。

对于高血糖人群而言，推荐在摄入充足能量的同时，要做到适量摄入碳水化合物，尤其应以低血糖生成指数的食物优先。米饭的原料大米属于高血糖生成指数食物，即同等重量的食物摄入量下使血糖升高的幅度较大。因此推荐高血糖人群吃米饭时注意少食多餐，最好搭配一些粗粮等低血糖生成指数的食物，并和肉类、菜类一起进食，有利于降低血糖的波动。

Q: 喝粥对血糖有影响吗?

喝粥会引起血糖升高，主要原因是粥的原料大多为谷类，其中含有的主要营养素为碳水化合物，该类物质是引起血糖升高的主要因素。此外，粥需要经过高温熬煮，碳水化合物在此过程中结构发生一定改变，称为糊化，会引起血糖反应进一步升高。如果高血糖人群大量喝白粥会引起血糖出现较大波动。但对于血糖正常的人群来讲，喝粥引起的血糖波动一般不会影响健康。

Q: 高血糖人群该如何食用芋头、土豆、山药、玉米?

芋头、土豆、山药、玉米属于粗杂粮，推荐高血糖人群日常适量食用。食用这几种粗杂粮时需要注意，是将其替代部分大米、白面等精细粮，而不是额外增加这类主食的摄入量；土豆每 100 g 对应 25 g 精细粮，芋头、山药每 150 g 可对应 25 g 精细粮，带棒芯的玉米 200g 可对应 25 g 精细粮；每天食用这类粗杂粮的比例至少约占全天主食的 1/3，具体食用量还需要根据个体体型、活动量及血糖波动情况而变化。

此外，芋头、土豆、山药、玉米及其他种类的粗杂粮对血糖的影响存在个体差异，高血糖人群需要日常记录饮食日记，在尝试多样化饮食的基础上寻找适合自身的粗杂粮种类，养成良好的饮食习惯。

Q: 网红食物藜麦适合高血糖人群食用吗?

藜麦比较适合高血糖人群食用。

首先，藜麦具有较低的血糖生成指数，食用后其升高血糖的效应远远低于大米、白面等精细主食。升高血糖的主要营养素是碳水化合物，而藜麦的碳水化合物含量较低，每 100 g 可食部大约含有 50 g 能够提供能量的碳水化合物，远低于大米、小麦、小米及大部分杂豆类。

其次，藜麦的膳食纤维含量约为 7%，膳食纤维能够起到一定的调节血糖的作用。

再次，藜麦（蛋白质含量 14%）中的氨基酸与人体需要的氨基酸非常贴近，并且在植物中属于高蛋白类食物，因此是一种较为良好的蛋白质来源。

综上，藜麦对于高血糖人群来说属于比较理想的食物。

Q: 高血糖人群如何科学吃蔬菜？

对于高血糖人群而言，蔬菜要从食用量和种类两大方面进行科学规划。不同种类、颜色的蔬菜和水果的营养特点不同。绿色叶菜、黄色蔬菜、十字花科蔬菜和浆果类水果中含有多种抗氧化维生素（包括类胡萝卜素、维生素 C、维生素 E 等），以及植物化学物（包括酚类化合物、硫化物等）。蔬菜水果中的抗氧化营养素有助于降低糖尿病发病风险。蔬菜能量密度低，膳食纤维含量高，矿物质含量丰富。

总之，增加蔬菜摄入量可以降低膳食的血糖生成指数。中国营养学会最新指南推荐，维持健康的蔬菜食用量为每人每天 300 ～ 500 g，其中 1/2 应为黄绿色等深色蔬菜，糖尿病患者的每日蔬菜摄入量不应低于健康成年人。

Q: 只有体型肥胖的人才会得糖尿病吗？

不是只有体型肥胖的人才会得糖尿病。相对体型正常的人而言，体型肥胖的人容易出现包括血糖在内的一系列代谢紊乱，甚至出现糖尿病。但体型正常甚至体型消瘦人群也存在罹患糖尿病的风险，因为糖尿病的发生是多种因素共同作用的结果，除了肥胖因素以外，还包括遗传背景、生活习惯、环境因素等。另外，糖尿病的类型有多种，不同类型糖尿病发病主要因素不同，比如，1 型糖尿病的发病与自身免疫因素相关，而体型并不是导致疾病发生的主要原因。

Q: 什么是血糖生成指数，血糖生成指数在食物选择中该如何运用？

血糖生成指数是指含 50 g 碳水化合物的食物引起血糖上升所产生的血糖时间曲线下面积和标准物质（一般为葡萄糖）所产生的血糖时间曲线下面积之比值再乘以 100，它反映了某种食物与葡萄糖相比升高血糖的速度和能力。不同的食物有不同的血糖生成指数，通常把葡萄糖的血糖生成指数定为 100，血糖生成指数 > 70 为高血糖生成指数食物，它们进入胃肠后消化快，吸收率高，转化为葡萄糖的速度快，会使血糖迅速升高；血糖生成指数 ≤ 55 为低血糖生成指数食物，它们在胃肠中停留时间长，吸收率低，转化为葡萄糖的速度慢，血糖升高慢，人体有足够时间调动胰岛素的释放和合成，使血糖不至于飙升。因此，高血糖人群应尽量选择中、低血糖生成指数食物。

Q: 高血糖人群该如何正确食用面条、包子、饺子？

面条、包子、饺子是常见的面食，主要的原料为小麦面粉，其中所含的主要营养素——碳水化合物是升高血糖最主要的物质。高血糖人群应该注意此类食物的摄入量和食用方法。

首先，不宜一次性进食过多，容易引起血糖的飙升，可以采用少食多餐的饮食模式。

其次，建议面食与其他种类主食，如薯类、玉米、杂豆等粗杂粮搭配食用，并与蔬菜、肉类或豆制品等各类食物混合进餐，这样有利于平衡整顿饭的血糖效应，不易引起血糖较大的波动。

Q: 得了糖尿病为什么不推荐吃油炸食品？

首先，油炸食品热量高，尤其是油炸面食类食物，如油条、油饼等更加容易吸附大量油脂，容易导致饮食热量摄入超标，短期食用不利于血糖稳定，长期食用容易导致肥胖，进一步引起机体代谢紊乱，形成恶性循环。

其次，油炸食品不利于人体健康，在油炸过程中由于温度过高易产生一系列致癌物质，所以无论是否有血糖问题都不推荐经常食用油炸食品。

Q: 吃豆制品对血糖有影响吗？

吃健康的豆制品对血糖没有不良影响。例如，无添加豆浆、豆腐、腐竹等，此类豆制品中含有大量优质蛋白、少量碳水化合物等即时升高餐后血糖的物质。因此，该类食物是包括高血糖人群在内的大多数人群优质蛋白的良好食物来源之一，并且对餐后血糖没有明显影响。

但如果大量摄入添加糖或杂粮的豆浆，以及含有大量油脂的豆制品，如某些豆干、油豆皮等，则会对血糖产生明显影响，引起血糖较大波动。因此，合理选择健康的豆制品对于血糖控制尤为重要。

Q: 糖尿病患者可以喝酒吗？

不推荐糖尿病患者饮酒。

酒精会增加口服磺脲类药物的糖尿病患者发生低血糖的风险。药物治疗的糖尿病患者应避免酗酒和空腹饮酒。

非药物治疗的糖尿病患者也不推荐饮酒。酒精可能会掩盖低血糖症状，促进酮体生成。过量饮酒还会增加肝损伤、痛风、心血管疾病和某些癌症发生的风险。

Q: 喝无糖饮料不会引起血糖升高，这种说法对吗？

喝无糖饮料不会引起血糖升高，这种说法过于绝对。所谓"无糖饮料"，一般是指用甜味剂替代添加糖的饮料。许多研究发现在自然摄食的情况下，饮用含有甜味剂的饮料代替含糖饮料，往往并不能改善血糖。如果饮用方式不科学，还有可能引起血糖升高，例如，由于喝无糖饮料而放松饮食，进而导致血糖出现较大波动等。此外，某些饮料虽然声称"无蔗糖"，但其原料本身所含糖分较高，或者添加了糖醇等含有能量的甜味剂，大量饮用也会引起血糖升高。总之，不推荐高血糖人群大量饮用无糖饮料。

Q: 高血糖人群该如何吃水果？

能否吃水果、怎样选择水果是高血糖人群十分关心的问题。在中国人群中进行的一系列研究结果显示，摄入新鲜水果较多的人群 2 型糖尿病的发病风险、死亡风险及发生微血管和大血管并发症的风险明显下降；摄入低 GI（血糖生成指数）水果的糖尿病患者糖化血红蛋白水平更低。因此，推荐糖尿病患者选择 GI 较低的水果，并注意合理安排食用水果的时间，可选择两餐中间或者运动前、后吃水果，每次食用水果的数量不宜过多。《中国居民膳食指南（2022）》推荐健康成年人每日水果摄入量为 200 ~ 350 g，对于高血糖人群而言，也可按照此推荐量进行水果的摄入。

Q: 高血糖的人适合进行高强度锻炼吗？

运动锻炼在糖尿病患者的综合管理中占重要地位，规律运动可增加胰岛素敏感性，改善人体成分及生活质量，有助于控制血糖、减少血管危险因素。建议糖尿病患者每周进行至少 150 分钟中等强度的有氧运动；如无禁忌证，每周最好进行 2 ~ 3 次抗阻运动，锻炼肌肉力量。有氧运动联合抗阻运动获益更大。

但高强度锻炼不一定适合每一个人，运动计划需要遵循个体化原则，量力而行。尤其是当频繁出现低血糖、高血糖，或者合并急性代谢并发症或血管病变时不推荐高强度运动，待病情稳定后再逐步恢复运动。

Q: 减肥能降糖吗？

超重和肥胖是 2 型糖尿病发病的重要危险因素，2 型糖尿病患者常伴有超重和肥胖，这会进一步增加心血管疾病的发生风险。体重管理有助于延缓糖尿病前期向 2 型糖尿病的发展，超重和肥胖的 2 型糖尿病患者也可通过减重来改善血糖、减少药物用量，同时减重对其他代谢指标如血压、血脂等也具有改善作用。

因此，对于 2 型糖尿病而言，减重能够起到一定的降低血糖的效果。但对于其他类型糖尿病，如妊娠期糖尿病，并不推荐通过减重来降低血糖，而是应当根据孕期的具体情况进行营养治疗。

Q: 高血糖人群如何正确理解少食多餐？

少食多餐是糖尿病人群适宜采用的饮食模式之一。通过少食多餐的形式能够起到控制餐后血糖波动的作用。践行少食多餐的前提是保证合理的总能量摄入，即个体化的定量，以维持正常体重和健康状态；在总能量摄入确定的前提下，将一日三餐的模式改变为 4 ~ 6 餐的模式，尤其将主食进行分餐，以减少每顿饭所含的碳水化合物对血糖升高的效应。因此，合理运用少食多餐的方法有助于控制血糖稳定。

Q: 高血压患者如何限盐？

研究表明，高盐摄入是高血压发生的重要影响因素，还会增加脑卒中、胃癌等疾病的发病风险，应引起足够的重视。那么，我们每天的食用盐摄入量应当限定在多少呢？《中国居民膳食指南（2022）》推荐，成年人每天食盐摄入量应不超过 5 g。如果能够达到这个标准，血压可降低 2 ~ 8 mmHg。但是，根据 2015 年中国成年人慢性病与营养监测数据显示，平均每人每天的食盐摄入量为 9.3 g。相对于推荐量 5 g 来说，超出了将近 1 倍的量。

在日常生活中，我们怎么样来控制食盐的摄入量呢？我给大家几个小妙招：①推荐购买定量的盐勺，目前市场上有各种规格的盐勺，如 1 g、2 g、3 g、5 g 的，大家可以采用盐勺来帮助自己进行定量。如果没有盐勺，可以借助啤酒瓶盖来帮我们定量。一般来说，1 啤酒瓶盖的食盐抹平后的重量大概是 5 ~ 6 g。②烹饪时可以选择用醋、柠檬汁、葱姜等调味，来减少对咸味的依赖，从而替代一部分的盐。③购买预包装食品时要学会看食品的营养标签，尽量选择营养成分表中钠含量低的食物。④不要忽略 "隐性盐"，也就是酱油、酱类、咸菜、腐乳等我们看不见的盐。比如，10 mL 酱油中盐的含量为 1.6 ~ 1.7 g。

Q: 日常生活中如何预防和控制高血压？

生活方式干预在任何时候对任何高血压患者都是合理的、有效的，具体包括以下几方面。

（1）合理膳食。研究显示得舒（Dietary Approaches to Stop Hypertension，DASH）饮食可使高血压患者收缩压降低 11.4 mmHg，舒张压降低 5.5 mmHg。DASH 饮食强调增加蔬菜、水果、低脂（或脱脂）奶、全谷类食物摄入，减少红肉、油脂、精制糖及含糖饮料摄入，进食适当的坚果、豆类，从而摄取丰富的钾、镁、钙等矿物质和膳食纤维，增加优质蛋白和不饱和脂肪酸摄入，减少脂肪尤其是饱和脂肪酸和胆固醇摄入。

（2）减盐。每日食盐摄入量应小于 5 g。

（3）限制饮酒。建议高血压患者不饮酒，如饮酒，每日酒精摄入量不超过 15 g，相当于啤酒 450 mL，葡萄酒 150 mL，38% 酒精度白酒 50 mL，高度白酒 30 mL。

（4）控制体重。建议通过减重，使 BMI < 24 kg/m^2，腰围 < 90/85 cm（男性 / 女性）。

（5）身体活动。建议除日常生活活动外，进行每周4~7天、每日累计30~60分钟的中等强度身体活动，可采取有氧、抗阻和伸展等运动形式，应以有氧运动为主，无氧运动作为补充。所谓中等强度身体活动即活动时心率达到最大心率的60%~70%，最大心率（次/分）= 220-年龄。

Ⓠ 保健品能治疗高血压吗?

所谓保健品是保健食品的通俗说法，是食品的一个种类。保健食品具有一般食品的共性，能调节人体的机能，适用于特定人群食用，但不以治疗疾病为目的。大部分高血压患者需要在改善生活方式的基础上接受正规的降压药物治疗。具体采用哪种降压药物、服用多大的剂量，需要在专业医生的指导下进行，切勿轻易听信虚假宣传，擅自用药。

Ⓠ 胆固醇高了，该怎么吃?

（1）减少饱和脂肪酸摄入，如动物油、椰子油、棕榈油。尽量不吃肥肉、带皮的肉（如猪蹄、鸡翅、鸡爪、鸡皮）；少吃猪肉、牛肉、羊肉等红肉，肉类以白肉为主，如去皮的鸡肉、鱼肉、虾。大部分的饼干、糕点、薯条、土豆片等油炸食品和加工零食，生产过程中一般都会用人造黄油和奶油，也含有饱和脂肪酸，尽量不吃。

（2）减少胆固醇摄入，如动物内脏（如肝、肾、肥肠）、鱼子、脑花、鱿鱼、墨鱼。

（3）少吃精细粮，多吃粗粮，如燕麦、玉米、红豆、绿豆、小米、紫薯、糙米、紫米等。

（4）不喝含糖饮料（如果汁、碳酸饮料），最好什么饮料都不喝。

（5）多吃豆制品，如豆腐。

（6）保证每天 500 g 蔬菜，250 g 以内的水果。

Q: 胆固醇高了，还能吃蛋黄吗?

很多人听说蛋黄的胆固醇含量高，因此体检一查出胆固醇升高，就对蛋黄望而生畏，一口也不敢吃。那么，对于胆固醇高的人群来说，蛋黄究竟能不能吃呢?

有研究显示，对于 70% 的人群来说，每天摄入 1 个鸡蛋不会升高低密度脂蛋白胆固醇（也就是坏胆固醇）。但是，也有另外 30% 的人对鸡蛋的胆固醇敏感，从而导致低密度脂蛋白胆固醇升高。蛋黄中除了含有胆固醇，还含有丰富的蛋白质、维生素A、维生素 B_1、维生素 B_2、钙、锌、磷脂、胆碱等。如果您属于对鸡蛋胆固醇不敏感的那 70% 的人群，不吃蛋黄，就意味着损失了很多营养。

那么，怎么判断自己是否对鸡蛋的胆固醇敏感呢? 很简单，做一个小实验，如果每天吃 1 个蛋黄，低密度脂蛋白胆固醇没有明显升高，就属于 70% 的人群。如果每天吃 1 个蛋黄，低密度脂蛋白胆固醇高了，就说明对蛋黄的胆固醇敏感，以后就要少吃了。

Q: 甘油三酯高了，该怎么吃？

（1）清淡少油，忌肥肉、黄油、动物油、油煎和油炸食品等。

（2）主食注意粗细搭配，其中粗粮至少占 1/3。常见粗粮包括玉米、紫薯、紫米、糙米、薏米、荞麦、燕麦、红豆、绿豆、小米、土豆、山药、芋头、藕等。另外需要注意土豆、山药、芋头、藕等根茎类蔬菜的淀粉含量高，应当被视作主食。

（3）减少高糖食物摄入，如甜食、糕点、冷饮、白糖、红糖、冰糖、蜂蜜、含糖饮料（如果汁、碳酸饮料等），最好什么饮料都不喝。

（4）增加蔬菜摄入，每天摄入 500 g 以上的新鲜蔬菜。

（5）保证适量的水果摄入，每天摄入 250 g 左右的水果。

（6）足量饮水，每天饮用 2000 mL 以上的水。

Q: 天天素食，为什么甘油三酯也高？

有人很委屈、很困惑地问："我平时饮食特别注意，基本吃素食，炒菜用油很少，为什么甘油三酯还是很高？"下面是对这个问题的分析。

人体甘油三酯的水平主要取决于两个方面：遗传因素与生活习惯。有一种病叫作家族性高甘油三酯血症，是遗传因素导致的，这样的人脂代谢存在问题，所以无论吃素还是吃肉，甘油三酯都会很高。但这样的患者只占少数，多数甘油三酯增高的人都是因为不健康的生活习惯引起的，简单地说就是吃得多、动得少。

甘油三酯是什么？就是肥肉，我们肚子里的肥肉！平时吃肥肉多的人，当然容易胖，胖就意味着体内甘油三酯增多，就容易发生高甘油三酯血症。另外，即便不吃肉食，如果吃的主食太多，运动过少，摄入的能量不能消耗掉，就会转变为脂肪（也就是甘油三酯）储存于体内，于是甘油三酯就会升高。简单地说，吃进去的主食（特别是细粮）会转化为肥肉，所以吃素食的人也可能长成胖子，也可能发生甘油三酯增高。

◨ 预防心梗，该怎么吃？

所谓心梗，就是心肌梗死，是指冠状动脉闭塞，血流中断，使部分心肌因严重的持久性缺血而发生局部坏死。高血脂是引起心肌梗死的最主要的原因之一，因此一定要警惕高血脂，饮食上应注意以下几点。

（1）清淡少油，忌肥肉、黄油、动物油、油煎和油炸食品等。

（2）减少饱和脂肪摄入，如动物油、椰子油、棕榈油。尽量不吃肥肉、带皮的肉（如猪蹄、鸡翅、鸡爪、鸡皮）。少吃猪肉、牛肉、羊肉等红肉，肉类以白肉为主，如去皮的鸡肉、鱼肉、虾。大部分的饼干、糕点、薯条、土豆片等油炸食品和加工零食，生产过程中一般都会用人造黄油和奶油，也含有饱和脂肪酸，尽量不吃。

（3）减少胆固醇摄入，如动物内脏（如肝、肾、肥肠等）、鱼子、脑花、鱿鱼、墨鱼。

（4）少吃精细粮，多吃粗粮（粗粮比例至少占 1/3），如燕麦、玉米、红豆、绿豆、小米、紫薯、糙米、紫米等。

（5）减少高糖食物摄入，如甜食、糕点、冷饮、白糖、红糖、冰糖、蜂蜜、含糖饮料（如果汁、碳酸饮料等），最好什么饮料都不喝。

（6）多吃豆制品，如豆腐。

（7）增加蔬菜摄入，每天摄入 500 g 以上新鲜蔬菜。

（8）保证适量的水果摄入，每天摄入 250 g 左右的水果。

（9）足量饮水，每天饮 2000 mL 以上的水。

Q: 怎么吃能改善心血管健康？

健康的生活方式是预防心血管病危险因素发生发展的上游措施，是心血管病预防的基石，饮食上应注意以下几点。

（1）摄入充足的、不同种类的新鲜蔬菜和水果。建议每天 500 g 新鲜蔬菜，250 g 左右新鲜水果，并尽量做到品种多样。

（2）主食首选全谷物、杂豆类、薯类。

（3）选择健康的蛋白质来源。建议优选植物蛋白（如豆类食品）；经常食用淡水鱼和海鲜；用低脂或脱脂乳制品代替全脂乳制品；如果需要肉类或家禽，建议选择瘦肉，避免加工肉制品（如培根、香肠、腊肠）。

（4）选择不饱和脂肪酸含量高的液体植物油，避免热带油（椰子油、棕榈油）、动物油（黄油、猪油、牛油等）和氢化（反式）脂肪。

（5）选择不加工或者低加工的食品代替超加工的食品。

（6）减少含糖饮料和食物的摄入。食品在制作或加工过程中额外添加的糖，就是添加糖。常见的包括蔗糖、葡萄糖、红糖、蜂蜜、玉米糖浆、浓缩果汁等。同时，低能量的甜味剂也建议少摄入。

（7）限盐。每日食盐摄入量应小于 5 g。

（8）限制酒精摄入。最好不饮酒，如饮酒，每日酒精摄入量不超过 15 g，相当于啤酒 450 mL，葡萄酒 150 mL，38% 酒精度白酒 50 mL，高度白酒 30 mL。

Q: 吃醋能软化血管吗？

所谓的软化血管，通常是指软化动脉硬化斑块。硬化的动脉斑块主要由钙和脂肪构成。食醋的主要成分是醋酸，具有弱酸性。如果将钙浸泡在醋中足够长的时间，钙的确可以溶解掉。但是进入消化道的醋酸在小肠内会被消化液中和，因此，能够吸收进血液中的醋酸极其有限。

另外，人体的血液中有很多生物缓冲物质，它们能够对酸碱度的变化起缓冲作用，使得血液的酸碱度始终维持在一个恒定的范围内。因此，人体血液不会因为摄入少量酸性或碱性的物质而使其酸碱度超出正常范围。所以，吃醋并不能起到软化血管的作用。

Q: 为什么瘦人也会有脂肪肝？

在大多数人的印象中，得脂肪肝的都是大腹便便的胖子。然而，令人吃惊的是，每年体检查出患脂肪肝的人中有些人不仅不胖，而且很瘦，甚至是 A4 纸片人。是不是觉得他们很冤？为什么会出现这种情况呢？

肝脏是人体的化工厂，营养中转站。肝脏的责任心极强，当它察觉到饮食摄入中少了蛋白质、脂肪、必要的维生素后，它便焦虑了，想着法要给身体找"货源"。既然外部的供货渠道被切断，那只能动脑筋从内部解决了，于是人体内的脂肪被运到了肝脏投入再生产以制造葡萄糖。可惜，脂肪酸的氧化供能光靠肝脏不行，还得有氧化酶的参与，然而由于缺少蛋白质，氧化酶又断货了，于是堆在肝脏里的脂肪酸只能合成为中性脂肪。要将这些中性脂肪运出肝脏，又需要脂蛋白和载脂蛋白的参与。哎，想到蛋白质，肝脏都是泪呀。巧妇难为无米之炊，这些运不出去的脂肪，只能堆在肝脏里，变成脂肪肝了。因此，瘦人也要注意警惕脂肪肝。

Ⓠ 脂肪肝是因为吃得太油腻吗？

我们印象中患脂肪肝的人多是吃得多、营养好的大胖子，因此认为脂肪肝都是吃得太油腻、营养过剩引起的。虽然营养过剩的确会造成脂肪在肝脏内大量堆积形成脂肪肝，但脂肪肝并不都是因为营养过剩。以下原因也会导致脂肪肝：①营养不良，长期饥饿或胃肠道消化吸收障碍，造成机体蛋白质摄入不足，会导致脂肪肝；②大量长期饮酒造成肝细胞损伤，加上喝酒后常常会食欲降低，食物摄入量减少，食物中的胆碱（参与组成脂肪分解代谢的酶）摄入减少，多余的甘油三酯难以清除，可以导致脂肪肝；③由于糖尿病患者碳水化合物、蛋白质、脂肪代谢均存在异常，约 50% 的糖尿病患者可发生脂肪肝，糖尿病患者也是脂肪肝的高发人群；④其他疾病，如慢性肝炎、甲状腺功能亢进、库欣综合征等，如果疾病因素破坏了肝细胞膜的完整性，或者致肝内脂肪代谢异常或肝细胞缺氧，都可以导致脂肪肝；⑤某些药物和化学物中毒，如过量服用或密切接触四环素、某些重金属（砷、银、汞）、有机溶剂（三氯化烯、四氯化碳）、巴比妥、黄曲霉素等，都可引起脂肪肝。

Q: 有了脂肪肝，该怎么吃？

营养治疗是绝大多数脂肪肝患者最基本的治疗方法，也是预防和控制肝病进展及肝外并发症的重要措施。脂肪肝患者饮食应注意以下几点：①限制每日总能量摄入，只吃七八分饱；②保证优质蛋白摄入，如牛奶、瘦肉、鱼虾、豆制品等；③在控制总能量的前提下，适当摄入碳水化合物；④主食注意粗细搭配，常见粗粮包括红薯、玉米、荞麦、燕麦、芸豆、红豆、绿豆等；⑤多吃蔬菜，适量吃水果，减少高脂肪、高胆固醇食物的摄入；⑥避免过量饮酒和不良饮食习惯，如不吃早餐，常喝含糖饮料，贪食甜点、油炸食品等高热量食物；⑦尽量减少外出就餐。

Q: 有甲状腺结节能吃碘盐吗？

有甲状腺结节而甲状腺功能正常的情况下可以正常食用碘盐。碘盐是指含有碘酸钾的食盐，由于中国大部分地区都缺碘，而缺碘就会引起碘缺乏病，所以国家强制给食用盐中加入少量的碘，以维持人体正常的生理作用，预防碘缺乏病的发生。有甲状腺结节并不是吃碘盐的禁忌。但甲状腺结节合并甲状腺功能亢进的患者则应该限制食用碘盐，否则可能会引起病情加重。

Q: 甲亢患者能吃海带吗？

甲状腺功能亢进症简称"甲亢"。甲亢患者不推荐食用高碘食物。甲亢是由于甲状腺合成释放过多的甲状腺激素，造成机体代谢亢进和交感神经兴奋，引起心悸、出汗、进食和便次增多及体重减少的病症。多数患者还常常同时有突眼、眼睑水肿、视力减退等症状。碘是参与甲状腺激素合成与释放的重要原料，研究发现，碘摄入量与甲亢发病率有关。碘摄入过多有可能加重甲亢症状，甲亢患者需要限制如海带、紫菜等高碘食物的摄入。

Q: 甲亢患者总是饿该怎么办？

明显的饥饿感是甲亢患者的主要症状之一。这种情况下建议通过增加餐次以及每餐进食量的方法来增加机体能量摄入。例如，每餐增加主食、肉类、豆制品等食物的摄入量，以增加碳水化合物、蛋白质等供能营养素的摄入，提高总体能量摄入；也可以通过加餐形式（每天上午、下午以及晚上分别加餐 1 次，每次 90 kcal 左右的能量）来增加全天能量补充，进而对抗甲亢引起的过多能量消耗，保证营养和能量摄入充足。

Q: 慢性胃炎，饮食上需要注意什么？

慢性胃炎患者发作期膳食应以流食（如新鲜果汁、藕粉、米汤、鸡蛋汤、肠内营养制剂）和少渣半流食（如米粥类、水蒸蛋、挂面、面片、馄饨）为主；进入缓解期后，可采用软食（如软米饭、馒头、鱼肉、虾肉，以及纤维细软的蔬菜，如番茄、冬瓜、西葫芦），并逐渐过渡到普食。

慢性胃炎患者日常要养成平衡膳食的习惯，定时定量进餐，细嚼慢咽，忌过饥过饱，注意以下几点：①发作期病情未稳定时应禁用牛乳、豆浆，并减少蔗糖的摄入；②禁食含膳食纤维多的蔬菜、水果，如韭菜、芹菜、葱头、未成熟的水果；③忌食油煎、油炸食物与腌、熏、腊、酱的食物；④忌食糯米饭、年糕、玉米饼等食物；⑤避免食用生冷、酸辣、粗糙的食物；⑥禁用各种酒类，含酒精的饮料，碳酸饮料，浓茶，咖啡，过冷、过热、过酸、过甜、过咸的食物，以及刺激性调味品，如辣椒、咖喱、胡椒、葱、蒜、芥末等；⑦宜采用蒸、煮、烩、焖、炖等烹饪方法。

Q: 胃食管反流病，饮食上需要注意什么？

胃食管反流病患者急性期可短时间应用清流食（如过箩肉汤、过箩米汤、过滤蔬菜汤、稀藕粉），禁食刺激性、坚硬、油煎炸食物；病情缓解后饮食过渡方法是清流食－流食－厚流－无渣半流－软食－普食，烹调应采用清蒸、清炖、凉拌等方法，避免油炸。另外，餐次应从少食多餐，逐渐过渡到一日三餐。

患者日常要养成平衡膳食的习惯，控制能量和脂肪摄入量，保持理想体重，注意以下几点：①食物清淡，少盐，不吃刺激性食物和调味品；②减少摄入可以降低食管下括约肌压力的食物，如巧克力、薄荷、浓茶、咖啡、洋葱、大蒜等；③忌餐后喝菜汤和肉汤；④抬高床头，睡前3小时不进食；⑤戒烟酒；⑥保持大便通畅。

Q: **养胃，就要多喝粥?**

白粥里面主要是糊化的淀粉和水，确实容易消化，但营养单一，蛋白质、膳食纤维、B 族维生素、矿物质等营养素都不足。容易消化≠对胃好。无论是急性胃炎或慢性胃炎，还是胃溃疡等其他胃部疾病，在患病过程中，胃黏膜都会或轻或重地受到损伤。为了尽量减少进一步的损伤，在发作期、缓解期等特殊时期，吃细软、容易消化的白米粥确实是"刚需"。但只要过了特殊时期，就该逐渐补充全面的营养，增强胃黏膜的防卫能力和身体的免疫力，这才是胃长期健康的根本。胃是一个"用进废退"的器官，长期吃细软、半流质、流质的食物，反而会削弱它消化和处理食物的能力。

日常想要保护胃，应从以下几方面入手：①少食多餐，规律进食，不暴饮暴食；②细嚼慢咽，每餐的进餐时间最好超过 15 分钟；③食物多样，均衡搭配；④容易胀气的食物，循序渐进地吃；⑤硬的食物做软了吃，黏的食物要少吃；⑥少喝浓咖啡、酒、含糖饮料、产气饮料（如可乐）、浓茶等，少吃或不吃辛辣刺激的食物。

Q: **便秘，喝蜂蜜水有用吗?**

蜂蜜的主要成分是果糖、葡萄糖和水等，大部分的糖会在小肠被吸收，几乎起不到渗透性或刺激性的导泻作用。少数果糖不耐受的便秘患者，在服用蜂蜜水后可能因为果糖吸收不良而使便秘得以缓解，但这其实是蜂蜜的不良反应，而非治疗作用。对于大部分人而言，蜂蜜水的通便效果和白开水一样。

Q: 总是便秘，该怎么办?

便秘的原因较多，调整饮食和生活习惯是治疗便秘的首选和基础方法。以下措施可以起到缓解便秘的作用。

（1）增加膳食纤维的摄入。膳食纤维能够吸收肠腔水分，增加粪便体积，并能刺激肠道蠕动。富含膳食纤维的食物包括粗粮、蔬菜、水果等。

（2）保证充足的水分摄入。饮水量过少，会导致粪便干结，从而不利于排便，建议每日饮水 1.5 ~ 2.0 升。

（3）适量运动。规律的运动可促进肠道蠕动，利于通便。

（4）采取蹲位排便姿势。蹲便姿势会使耻骨直肠肌放松，肛门和直肠的夹角接近 180 度，从而使大便更顺畅地从直肠进入到肛门。如果家中卫生间是坐便器，可在脚下垫一个小脚凳。

（5）建立良好的排便习惯。结肠活动在晨醒和餐后最为活跃，建议在晨起或餐后 2 小时内尝试排便；排便时集中注意力，不要边排便边玩手机、看报纸等；每次排便时间不宜过长，建议不超过 10 分钟。

肿瘤营养

Q: 乳腺癌患者能吃豆制品吗?

关于豆制品与乳腺癌的关系,坊间传闻有很多。很多女性在确诊乳腺增生、乳腺癌等问题之后,不敢再喝豆浆和吃豆制品。说法是豆浆中含有植物雌激素——大豆异黄酮。

但多项流行病学研究发现,豆制品摄入水平较高的亚洲女性的乳腺癌发病率显著低于欧美发达国家女性。而且至今也没有研究证明豆浆和豆腐会促进乳腺癌的复发和转移。实际上,豆制品中的植物雌激素(大豆异黄酮)有剂量相关性的双向调节作用:当身体缺少雌激素时,大豆异黄酮可以作为补充,起到弱雌激素的作用;当身体雌激素水平高时,大豆异黄酮可以反向调节,与雌激素受体结合,进而阻止某些雌激素诱发癌症。因此,乳腺癌患者可以和普通成人一样,平均每天吃 25 g 大豆或同等量的大豆制品。

Q: 听说牛奶含激素,乳腺癌、卵巢癌患者能喝吗?

能喝,出于健康获益的角度,这类患者依然推荐每天饮用 300 mL 的液体奶。

牛奶作为动物源性食物，含有极微量的内源性雌、孕激素，但其含量符合国内外文献报道的一般含量标准。尽管乳腺癌与激素水平和饮食习惯有着密切的关系，但目前仍然没有充分证据表明奶及其制品是乳腺癌的危险因素，也不是导致其复发和转移的因素。

牛奶的成分非常复杂，既有促进乳腺癌发生的物质，如脂肪、雌激素、胰岛素样生长因子等，也含有起保护作用的钙、维生素 D、共轭亚油酸及丁酸等。这些促癌和防癌物质的作用在分子、细胞水平乃至动物实验研究中得到了证实，但却都缺少强有力的人群流行病学研究结果的支持。

每天适量食用牛奶和奶制品，不仅不会导致肿瘤，还能提供人体需要的优质蛋白和钙，何乐而不为呢？

Q: 肿瘤患者吃素比吃肉好吗？

很多人知道，长期过量摄入蛋白质（尤其是肉类蛋白）是一些肿瘤的危险因素，因此不敢吃肉，认为吃素比吃肉好，然而这样的素食容易导致热量、优质蛋白摄入不足，贫血，免疫力下降，术后伤口不易愈合，术后感染等。动物性食物和植物性食物各自含有的营养素差别比较大，前者主要给人体提供蛋白质、脂肪酸、钙、铁、锌等，而后者主要提供碳水化合物、维生素、膳食纤维、水分等。两类食物缺一不可，完全素食的人群往往需要进行营养补充剂的强化。

Q: 化疗后吃什么恢复快?

接受过化疗的肿瘤患者都知道,化疗药物最常见的不良反应就是胃肠道反应,包括恶心、呕吐,甚至腹胀、腹泻,严重影响营养状况和生活质量。那么化疗后如何吃能让身体恢复更快呢?

整体饮食原则是少食多餐,选择清淡、细软、好消化的食物,避免黏腻、粗硬、刺激、过甜、过咸的食物,并注意荤素搭配,提高食物的营养密度。如鸡蛋羹、牛奶、酸奶、嫩豆腐、豆腐脑、炖肉、肉丸、清蒸鱼、白灼虾等食物,不仅蛋白含量高,且好消化吸收,应该将这些高蛋白食物与半流质的主食类食物(白米粥、小米粥、豆粥、馒头、花卷、疙瘩汤、包子、面条等)进行合理搭配,避免纯碳水化合物的单一食物摄取。

如果胃肠道反应重且持续时间长,如食量下降 60% 且连续 3 ~ 5 天或以上,需要在医生指导下服用口服营养补充制剂,进行营养治疗。

Q: 口腔癌患者的饮食要注意什么?

口腔是我们人体接触食物的第一道门,也是整个消化道的起始点,口腔癌患者的瘤体不论起源于口底、舌体还是牙槽、颊黏膜,都会不同程度地影响人体对食物的接纳、咀嚼、吞咽。除了手术治疗,局部放疗也是口腔癌常见的治疗手段,而放疗较严重的并发症包括味觉丧失、吞咽困难、软组织萎缩、张口困难、口干燥症等症状。这些症状的出现都容易让患者吃不下食物、食欲减退、入量不足,最终走向严重营养不良。

针对以上口腔癌患者可能出现的问题,日常饮食需要注意以下几点。

（1）避免粗糙、坚硬的食物，以细软、好咀嚼的软食、半流食为主。

（2）避免过热、太酸、太甜的食物。

（3）和自身正常饭量相比，全天进食量减少一半以上且连续超过 3 天，建议补充全营养配方制剂，作为加餐和营养强化品。具体口服营养治疗方案可咨询肿瘤科医生或营养医师。

Q: 术后吃什么伤口愈合快?

肿瘤患者的术后恢复和营养状况息息相关，如何吃才能让伤口愈合快呢?

（1）保证充足的能量和优质蛋白，才能够有足够修补伤口的原材料。能量来自于清淡、细软好消化的各类米、面主食，以及鸡蛋、奶制品、鱼虾、豆腐、精瘦肉等优质蛋白食物。以上食物不仅可以提供能量，也含有蛋白质、锌元素等有助于促进伤口愈合的成分。因此，术后的肿瘤患者需要少食多餐，每餐都有一定量的主食和动物性食物进行合理搭配。

（2）蔬菜水果也同样重要，能够提供抗氧化营养素，减轻肿瘤患者术后的全身炎症反应，让机体合成蛋白变得更容易。在胃肠道能耐受的情况下，建议肿瘤术后患者尽量每天摄入 250 ~ 500 g 蔬菜、水果 200 ~ 350 g。

（3）胃癌、食管癌等消化道肿瘤患者，术后可能有较长时间只能吃流食和半流质食物，这类食物往往营养密度较低，满足不了人体的营养需求，更影响术后的免疫功能恢复和伤口愈合。这类患者需要在医生指导下服用营养制剂进行营养强化。

Q: 肿瘤患者能吃糖吗?

"久病成良医",肿瘤患者应该是病患群体里最好学的,他们学习到:癌细胞最喜欢的"食物"就是糖,而且是通过一种被称为糖酵解的方式快速利用葡萄糖为自己提供能量,进而细胞快速分裂增殖。那么肿瘤患者能吃糖吗?

简单地说,人们口中的糖分为两大类:复杂碳水化合物和精制糖。前者来自于我们每天吃的食物,食物中的"糖"在人体内的代谢比较慢,目前没有证据表明它会增加癌症的风险和进展,肿瘤患者不但不能"怕吃饭",更要足量摄取这些复杂碳水化合物,才能获得营养底物——能量,来满足机体的正常运转,才能在抗癌的路上走得更远。

精制糖包括蜂蜜、白糖、红糖、果糖、玉米糖浆等,如果将它们大量地添加到食物和饮料中去,就会给人体增加大量的能量,引起血糖升高,癌细胞会很快争夺、摄取、吸收。因此,这些精制糖才是我们需要严格控制量的,中国营养学会推荐这类糖摄入量应不超过 25 g/d。

Q: 五红汤、红枣能治肿瘤化疗后贫血吗?

五红汤的成分主要是红枣、红皮花生、红小豆、红糖、枸杞,这些都是很好的天然食材,也适合肿瘤患者日常食用和煲汤,但治疗肿瘤性贫血真的不靠谱。这五种食材中红枣的含铁量应该是最高的,干枣的铁含量大概是 2 mg/100 g,鲜枣中含量相对较低，大约只有 1.2 mg/100 g，与猪肝、红肉等动物性食品相比，实在是非常低。并且红枣中的铁是吸收利用率低的非血红素铁，不是肉类食物中的可以直接"拿来"用的血红素铁。不仅如此，红枣中的单宁也会降低铁在肠道的吸收。因此，靠五红汤补铁、纠正贫血，效率有点低。

饮食上最有效的补血方法是多吃猪、牛、羊肉等红肉，血豆腐，动物内脏，新鲜蔬果等。

Q: 肿瘤患者能吃发物吗？

"发物"是中国传统医学实践中经常用到的一个词。这个发物名单里往往有鱼、虾、羊肉、鸡蛋、牛奶等高蛋白的食物，以及葱、姜、蒜、辣椒等刺激性食物。中医认为它们可能与食物蛋白不耐受，会引起消化道刺激症状，或与正在服用的汤药相互作用。

现代医学强调的是食物中的营养成分，肿瘤患者能否吃这些发物取决于自身的营养状况。需要强调的是，肿瘤患者是营养不良的高发人群，食欲不振、进食量减少、体重降低、贫血、低蛋白血症频繁出现于肿瘤治疗的各个阶段，对于他们来说，以上发物也是用来补充能量、蛋白质，提高食欲的营养食品，不建议长期停用，而应该均衡、足量摄取。当然，如果患者因为体质差异对这些发物过敏，则需要避免食用。

Q: 喝汤能给肿瘤患者补充营养吗？

答案是否定的。很多肿瘤患者和家属都认为汤的营养价值高，认为靓汤的精华都在汤里，生活中经常会看到患者喝汤，家属吃肉的情况。实际上，我们炖汤时，不论是甲鱼、海参、排骨还是灵芝，这些食材中的营养成分只有极少部分融入到了汤里。科学实验证明，汤里的主要成分是脂肪、嘌呤和极少量氨基酸，而肿瘤患者真正需要的蛋白质、钙等成分微乎其微。因此，喝汤的同时也要吃汤里的食材，这样才能发挥靓汤真正的营养功效。

另外值得注意的是，肉汤里嘌呤含量高，癌症患者经常喝这种高嘌呤浓汤，可能会引起高尿酸血症，有痛风症的患者更会诱发和加重病情。

当然，汤作为半流质食物的载体，在肿瘤患者餐桌上还是非常重要的，特别是食欲下降的患者，通过高汤煮面条、熬粥，能帮助改善食欲，提高患者的食物摄入量，这已然是汤品类食物最高光的时刻了。

Q: 癌症患者输营养液比吃饭好？

在门诊经常能遇到这样咨询的肿瘤患者："大夫，我这身体太虚了，能帮我输点营养液吗？这样好得快！"静脉营养不论是输注葡萄糖、氨基酸，还是脂肪乳、电解质，都有它严格的适应证和禁忌证，也就是说不能想输就输，得视病情，听大夫的，否则会有相应的不良反应。严重的低血糖、电解质紊乱、严重肠功能不全等情况下，必须输静脉营养液，不输不行。肠外营养制剂虽然营养全面、配比合理，对患者的代谢和营养状况改善有益处，但经口吃饭和供给肠内营养液，比肠外营养更符合人体正常的胃肠道生理功能，能更好维持肠道屏障功能，不良反应更少。因此，只要肠道能正常运转，我们就尽量用肠内营养；不得已时用肠外营养，待胃肠功能恢复后，也建议尽快过渡到肠内营养和经口饮食。

Q: 化疗导致恶心、呕吐、食欲不振，如何调整饮食？

（1）在症状停止的间歇期小口少量饮用凉的或室温的清淡液体。

（2）不吃有强烈气味的食物。

（3）调整固体食物为软食或半流食、流食。

（4）注意水分和电解质的足量补充。

（5）以预消化的全营养配方制剂作为加餐，增加人体呕吐前对营养素的消化吸收。

（6）补充维生素 B_6 制剂。维生素 B_6 有一定抑制恶心、呕吐的作用。

Q: 白细胞、血小板低的血液病患者，吃饭要注意什么？

（1）经常洗手，保持餐厨用具清洁。

（2）生熟分开，避免交叉感染。

（3）彻底加热食物，尤其是肉、鱼、蛋类。

（4）常温放置食物不超过 1 小时。

（5）保证摄入足量的能量和蛋白质，促进白细胞再生。

（6）适当增加富含抗氧化营养素的食物，以减少放化疗导致的骨髓抑制以及血常规异常。抗氧化营养素的食物来源较广泛，包括各种新鲜蔬菜和水果，燕麦、小米、玉米、荞麦等粗杂粮，核桃、榛子、杏仁、芝麻等坚果类食物，以及畜禽肉、鱼虾、蛋、奶、豆腐、动物肝脏等优质蛋白食物。

（7）食物摄入量达不到目标量的患者，需要在医生指导下使用全营养配方制剂进行营养干预治疗。

Q: 造血干细胞移植术后患者出现腹泻了怎么吃?

（1）减少摄入富含膳食纤维的食物，如全谷类、蔬菜、水果、坚果。

（2）预防脱水。除饮用水之外，也可补充口服补液盐、鲜榨果汁（灌装果汁属高渗液，会加重腹泻）、乳酸饮品等液体。

（3）只有严重的腹泻、食物导致的高渗性腹泻、严重肠功能不全或肠梗阻等情况下才需要禁食。

（4）轻度腹泻状态下，低脂、低纤维的流食、半流食、软食均可。摄取脂肪含量高的食物会加重腹泻症状，故应减少饱和脂肪酸和不易消化的肉类食物的摄取。

（5）移植后出现病毒性肠炎的患者，常有继发性双糖酶（主要是乳糖酶）缺乏，对疑似病例需暂时停用牛奶和含乳糖的配方营养制剂，时间1～2周，腹泻好转后可逐步由少到多将奶制品加回餐食中，可先加常温酸奶和舒化奶，最后尝试普通液体奶。

（6）对于腹泻的移植后患者，口服营养补充治疗的总原则是从低浓度开始，少量多次给予，视患者的耐受情况逐渐增加营养液浓度和用量，肠内营养液的给药温度和速度也应密切关注。

（7）慢性腹泻的患者需要注意必需脂肪酸和脂溶性维生素的监测和补充。

Q: 有"超级防癌"的生活方式吗?

"超级防癌"的生活方式有以下几个特点。

（1）维持正常体型。

（2）规律运动，避免久坐和过少的身体活动。

（3）每日至少摄入 400 g 不同种类的蔬菜、水果，每天均有全谷类或杂豆类。

（4）每周摄入猪肉、牛肉、羊肉等红肉的量要少于 500 g，尽可能少吃加工的肉类制品。

（5）避免摄入高能量密度食物、含糖饮料、快餐、各种类型的含酒精饮料、腌制食物、盐腌或咸的食物、发霉的谷类或豆类。

（6）每天保证盐的摄入量低于 5 g。

（7）不推荐使用维生素等膳食补充剂预防肿瘤，但在某些营养素缺乏病或膳食摄入不足时应适当补充所缺营养成分。

▶▶▶ 第二章

人群与营养

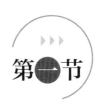

第一节

减重营养

Q: 每天 5 个水果真能减肥吗?

通常大家认为水果的热量不高,且富含维生素和膳食纤维,是减肥的首选食物。但实际上,水果由于种类不同,其碳水化合物、脂肪、蛋白质的比例不同,造成不同水果的热量差别比较大。每 100 g 水果的热量通常在 40 ~ 60 kcal,但有些水果的热量比较高,如表 2-1 所示。

表 2-1　常见高热量水果的热量(每 100 g)

名称	能量 /kcal	名称	能量 /kcal
鳄梨	171	红果	102
冬枣	113	枣(鲜)	125
波罗蜜	(约)105	沙棘	120
椰子	241	芭蕉	115
榴梿	150	桂圆肉	317

由此可见,每天 5 个水果的热量差异也是比较大的,从几百千卡到几千卡不等。这也是为什么很多减肥的朋友不吃主食,改为吃水果,但体重依然不降的原因之一。同时,水果的糖分较

高，主要是果糖、葡萄糖和蔗糖，不仅对血糖影响比较大，还容易刺激食欲，引起过度进食，而较高的果糖摄入可以促进脂肪的合成，还会造成肝脏的负担。

因此，只有合理选择水果和一日饮食搭配才能让减重事半功倍。

Q: 什么是桑拿浴减肥？

桑拿（Sauna），又称芬兰浴，是指在封闭房间内用蒸汽对人体进行理疗的过程。桑拿起源于芬兰，有 2000 年以上的历史。通常桑拿室内温度可以达到 60 ℃以上。桑拿利用对全身反复干蒸冲洗的冷热刺激，使血管反复扩张及收缩，有增强血管弹性、预防血管硬化的效果。

目前为止，大部分研究都集中在桑拿浴与心血管等系统性疾病的保护作用上。例如，芬兰的一项人口研究对 2000 多名桑拿浴者进行了大约 20 年的跟踪调查，研究人员最近报道了大量桑拿浴对高血压、冠状动脉性心脏病、阿尔茨海默症（痴呆）和某些肺部疾病患者的健康有益处。有些研究甚至建议心力衰竭患者使用桑拿；认为桑拿浴时，发生的致命事件非常罕见，通常与饮酒、单独洗澡有关。

但是桑拿浴导致的体重下降多为体液的流失，补充水分后，体重变化不大。有研究显示穿着桑拿服进行 HIIT（高强度间歇运动）后 60 分钟脂肪氧化明显增加。这说明在 HIIT 过程中，穿着桑拿服比不穿桑拿服会产生更大的能量消耗，但是，这种方法多消耗的 23 kcal 可能对减肥并没有实际意义。

Q: 过午不食减肥法靠谱吗？

过午不食，是佛家遵循的一种养生方式，和道家的"辟谷"养生类似。指的是让修行者从正午过后，一直到次日黎明不再进食。但实际上修行者是可以自由决定晚餐是否吃东西，只不过用餐的地点必须在自己的房内。通常古人天亮四五点起床，天黑六七点就休息，和现代人的生活作息差别是很大的。这种做法践行在现代人身上会出现以下几个问题。

首先，我们很多人一天的结束大多在晚上十点、十一点，有很多加班族都是凌晨才休息，中间我们要进行紧张繁忙的工作和学习，这些都离不开大脑细胞的活跃。脑细胞是身体内为数不多的基本靠葡萄糖供能的细胞，大脑能量供应不足，会直接降低脑力劳动者的工作效率。长期低血糖，可能会造成一定程度的中枢神经损伤，这类损伤多是不可逆的。

其次，人体的节律性是决定人体代谢和免疫的关键因素。两餐之间间隔时间太长，血糖偏低时，身体会利用"糖异生"作用弥补缺糖的状况，同样也会导致应激激素浓度升高，如皮质醇浓度的升高。长期糖皮质醇水平过高，不仅对心脑血管健康不利，而且对维持正常免疫功能非常不利，还有可能增加人体氧化应激压力，简单地说就是可能造成自由基增多，加速身体损伤，引发血糖、血压、血脂等代谢异常，免疫力下降。

因此，短期内过午不食因为限制了总体进食热量，可能能够看到体重下降的情况。但是下降的体重不仅有脂肪的分解，也存在肌肉的分解丢失，会造成基础代谢率的下降；同时，因为内分泌的改变，体重不易持续下降。长期如此，会导致营养素摄入不足、身体机能下降、免疫力受损等情况。

Q: 什么是轻断食？

间歇性断食是一种正常能量和能量限制（或完全禁食）交替进行的膳食模式，其主要形式分为时间限制断食、隔天断食和周期性断食三大类。轻断食属于周期性断食中的一种。目前比较流行的是5+2轻断食，通常为一周内5天正常能量摄入，连续或者非连续的2天能量摄入减少到正常所需的1/4 ~ 1/3。研究显示，经过3 ~ 6个月的干预，在体重下降同时，体脂、甘油三酯、总胆固醇和血清胰岛素水平都有明显下降。

但是，在轻断食前最好完善相关体检，在保证安全性的前提下，通过营养师的指导进行。这样才可以顺利地适应断食日饮食安排，还可以有效地达到体重下降、改善代谢的目的。

Q: 咖啡减肥法靠谱吗？

现有研究提示咖啡中的绿原酸、咖啡因、甘露寡糖、膳食纤维都有可能起到减重的作用。咖啡因可以通过促进去甲肾上腺素和多巴胺释放，增加脂肪氧化。绿原酸是咖啡中具有抗氧化特性的主要酚类物质，可能产生抑制脂肪累积、降低体重和血压的作用，并通过减少肠道吸收来调节餐后血糖。甘露寡糖是咖啡的另一种提取物，可能通过减少内脏脂肪和皮下脂肪以改善身体成分。

其他的一些动物实验研究显示，咖啡提取物对肥胖模型大鼠具有减重的效果。其机制可能是通过升高血清脂联素水平来降低瘦素水平，从而促进脂肪的分解，抑制脂肪的生成，达到减肥的效果。另有研究显示咖啡提取物中的咖啡类黑精具有一定的减肥作用，能抑制大鼠体重的增加，减少肝脏内脂肪堆积，对肝脏具有一定的保护作用。这些都是属于可以控制混杂条件的实验结果。而人的生活环境、生活方式和饮食模式差异较大，咖啡中的物质是否依然可以起到同等的效果还有待商榷。

而且实验中阳性结果均出现在提取物的浓度属于中、高剂量组。理论上我们要喝 3 杯，甚至 5 杯以上的咖啡才可以起到减重的作用。大剂量的咖啡摄入会引起胃肠道不适，短期可引起恶心、呕吐等，长期可能会导致胃食管反流、胃炎、消化性溃疡等疾病；在部分人群中也会导致血压升高、睡眠障碍等。

因此，我们想要靠咖啡减肥可能是不妥的，但是也不妨在清晨喝上一杯黑咖啡或简单加些牛奶的咖啡，可提高一天的代谢率，消退身体的水肿，让我们神清气爽地迎接新的一天。

Q: 辣椒真能减肥吗？

Soren Snitker 对 80 名男女受试人员进行了为期 12 周的双盲实验，通过服用辣椒碱和安慰剂发现，服用 6 mg 剂量的辣椒碱对人体是安全的，人体对其有良好的耐受性，且辣椒碱组体重明显下降，尤其对腹部的减肥效果明显，另外发现辣椒碱组的脂肪氧化水平也显著高于安慰剂组。

机制研究中显示，辣椒能抑制脂肪在肠道内的吸收，并且促进代谢的速率，从而促进脂肪在体内的燃烧。进入人体的辣椒碱，可以促进神经传导物质乙酰胆碱和去甲肾上腺素的分泌，而肾上腺素通过发汗、燃烧脂肪，可有效地起到减肥作用。同时，辣椒碱可显著降低餐后血糖、胰岛素及 C 肽水平，并加快能量代谢，从而改善胰岛素抵抗和高胰岛素血症。

但是过多的辣椒摄入会造成口腔黏膜和胃肠道黏膜的损伤，如口腔溃疡、腹痛、腹泻、便秘、胃溃疡等。因此，靠吃辣椒减肥的想法在现实中可行性不高。

Q: 碳水化合物是肥胖的真凶吗？

碳水化合物和脂肪、蛋白质一样，属于三大产能营养素。碳水化合物是生命细胞结构的主要成分及主要供能物质，并且有调节细胞活动的重要功能。膳食碳水化合物是人类获取能量的最经济和最主要的来源，是能够提供和储存热能；碳水化合物还是构成机体组织的重要物质，是维持大脑功能必需的能源并参与细胞的组成和多种活动；碳水化合物还有调节脂肪代谢、提供膳食纤维、节约蛋白质、抗生酮、解毒和增强肠道功能的作用。

每克碳水化合物可以提供 4 kcal 能量，远低于脂肪的产能，每克脂肪可产生 9 kcal 的能量。一般碳水化合物供能占到全天热量的 55% ~ 65% 比较适宜。所以合理的碳水化合物摄入量并不会引发肥胖。值得注意的是，如果在碳水化合物摄入合理的情况下，摄入过多的蛋白质和脂肪，同样存在体重超标的风险。

Q: 减肥成功以后如何不反弹？

很多人都经历过减重和复胖的过程，认为减重的饮食模式不是"日常生活"的饮食模式，没有坚持减重饮食模式，所以减重后反弹了。甚至有很多人因为惧怕减重过程中"痛苦"的饮食方法，放弃了减重的想法。实际上当我们排除了疾病因素导致的继发性肥胖，大部分原发性单纯性肥胖的患者都属于"生活方式性肥胖"。也就是说，是他们的日常饮食和生活方式导致了肥胖的结果，所以减肥的过程实际上是恢复健康饮食和生活方式的过程，只有科学合理的饮食和生活方式才是保证减肥后不反弹的关键。健康的饮食模式不仅可以提供长久的饱腹感，也可以最大程度地减轻身体的代谢负担，远离各种疾病的困扰。

Q: 吸脂减肥术后会反弹吗？

吸脂术能去除身体某一部位的过多脂肪。人体脂肪可分为深部和表层两部分，表层脂肪分布状况决定了一个人的体形特征。多数专家认为，人体脂肪细胞的数量在青春期后会保持一个稳定值，局部过度肥胖是由该处脂肪细胞贮存过多脂肪后体积增加造成的。吸脂后局部脂肪细胞数目减少，在适当的饮食和体育运动调节下，可以保持体型。

由于手术取出脂肪可能触发脂肪再分配和脂肪代偿性生长，尤其是内脏脂肪的代偿性增加。所以吸脂手术后同样不能忽略饮食和运动的作用，否则体重依然会反弹，体型依旧会变胖。

Q: 生酮饮食减肥法真的能减肥吗？

生酮饮食是一种将身体的主要代谢能源从葡萄糖转化为脂肪的饮食，最初在医学上用来控制癫痫。身体仅储存供身体大约 24 小时使用的葡萄糖，当葡萄糖缺乏时，身体自动启动燃脂模式。没有被完全燃烧的脂肪以酮体的形式排出，因此可以在尿液中和血液中测出。由于身体在耗尽糖原后，就会开始燃烧脂肪来作为能量来源，因此生酮饮食近年来也被用于减重。与禁食不同的是，禁食期间，由于没有足够的脂肪进行供能，肌肉就会被燃烧，由此影响健康。因此，生酮饮食属于一种治疗性饮食，可以在适合的人群中用于减重。但是需要到医院做全身健康状况的评估以及科学的饮食指导，否则有可能越减越肥，甚至出现代谢问题。

Q: 1 周减重多少克才算科学呢？

首先我们要明确，在减重过程中我们减掉的是什么？从医学角度讲，我们希望减掉更多的脂肪重量，对身体健康更有利。而实际体重的下降包括水分的丢失、脂肪和肌肉的减少三个部分。脂肪消耗是一个缓慢的过程，减去 1 kg 的脂肪需要消耗 7200 kcal 的能量，因此快速减脂是不现实的。按照一般的热量计算，我们需要 2 周时间来减掉 1 kg 脂肪，伴随着另外两部分重量的丢失，建议每周体重下降 500 ~ 1000 g（1 ~ 2 斤）比较合理。过快的体重下降容易导致营养不良、电解质紊乱、情绪异常、心血管风险等身体问题，长期来看也会导致减重难以坚持、容易反弹的后果，甚至出现厌食等心理问题。

Q: 减重手术真的可以一劳永逸吗？

外科手术通过减少胃容积限制营养素摄入，减少肠道吸收，达到减重的目的。减重手术可使胃肠道解剖结构改变，导致进食行为、消化吸收能力发生适应性变化，起初可短时间引起胃肠道激素、胆汁酸分泌、肠道菌群的变化，后续随着体重的下降，多余脂肪的减少，中枢系统稳态的重新建立，达到不断改善代谢的目的。但研究显示减重手术后仍存在复重的问题，其发生可能与运动不足、不良膳食习惯、心理社会压力等相关。因此，减重手术后依然需要行为和心理干预，从而维持减重效果。

Q: 儿童肥胖症应该怎么管理？

《中国儿童肥胖诊断评估与管理专家共识》报道：6～17岁儿童超重和肥胖的患病率分别由1991—1995年的5.0%和1.7%上升至2011—2015年的11.7%和6.8%；2009—2019年儿童肥胖率增长速度减缓，但超重率仍呈上升趋势，整体超重和肥胖人群基数继续扩大，41%～80%的儿童肥胖可延续至成年，严重威胁国民健康。《中国居民营养与慢病状况报告（2020年）》显示，6～17岁儿童和青少年超重率、肥胖率分别达到19.0%、10.4%。对儿童来说，中心型肥胖与心脑血管疾病、代谢性疾病和心理健康息息相关。

儿童处于生长发育阶段，而且具有很好的学习能力。因此，儿童减重更重要的是形成良好的饮食生活习惯，增加活动量，保证充足优质的睡眠。《中国居民膳食指南（2022）》中推荐，可以让孩子学会以下几点以建立健康的饮食习惯。

（1）主动参与食物选择和制作，提高营养素养。

（2）吃好早餐，合理选择零食，培养健康饮食行为。

（3）天天喝奶，足量饮水，不喝含糖饮料，禁止饮酒。

（4）多户外活动，减少视屏时间，每天 60 分钟以上的中高强度身体活动。

（5）定期监测体格发育，保持体重适宜增长。

Q: 肥胖女性真的不容易怀孕吗？

肥胖导致女性生殖系统多种病理生理异常，如排卵障碍、月经紊乱、卵子受精能力低下，严重者伴有多囊卵巢综合征，甚至不孕。同时，肥胖也会增加子宫内膜癌和乳腺癌的患病风险。

由于肥胖者的血液中含高水平瘦素，高水平的瘦素可阻碍雄烯二酮向雌二醇的转化，简而言之，就是使卵泡分泌各种雌激素的量减少、雄激素的量增加，导致生殖内分泌紊乱。雄激素高会使得卵泡刺激素（FSH）水平下降，造成卵泡发育到一定程度后便不能成熟，B 超中可能会呈现多囊的表现；另外又会让黄体生成素（LH）持续性分泌增多，但无周期性波动，即无 LH 高峰，从而不排卵，导致不孕。

肥胖者亦存在胰岛素抵抗，甚至会出现高胰岛素血症。当体内胰岛素浓度升高时，对性激素结合蛋白的抑制作用增加，造成 FSH 和 LH 降低，最终导致卵泡发育和排卵受阻。同时，胰岛素抵抗会加重中心性肥胖，中心性肥胖又会进一步加重激素异常，导致恶性循环。

Q: 什么是瘦素？

人体内的脂肪有两种，分别为棕色脂肪和白色脂肪，两者的分布和作用有所不同。棕色脂肪多分布于肩、颈、腋窝和肩胛区域，白色脂肪广泛分布于全身。棕色脂肪组织功能主要是产生热量，白色脂肪不仅可以储存能量，还具有活跃的内分泌功能，可分泌瘦素、脂联素等多种激素。瘦素在机体中主要参与调节能量代谢、食欲、生长发育及抗抑郁功能。同时在脂肪组织中还存在瘦素的受体，瘦素在体内对体重和体质量指数的调节起到反馈作用。当机体体脂率升高时，血液中瘦素水平升高，高水平的瘦素作用于下丘脑的调节中枢，抑制胰岛素合成和分泌，增加交感活性，可导致摄食减少、能量消耗增加；当体脂率下降时，血中瘦素水平也相应降低，下丘脑的调节中枢也做相应调整。肥胖人群瘦素水平较高，存在不同程度的瘦素抵抗，即瘦素发挥效应的能力不及正常体重者。

Q: 可以通过运动局部减肥吗？

人体脂肪的调节是全身性的，并非针对哪个部位训练就可以减除哪个部位的多余脂肪。减肥的核心还是热量的负差，即能量的消耗大于摄入，才会引起体重的下降、全身脂肪的减少。我们在做局部运动时，只是强化局部肌肉的收缩能力，并不能真正燃烧到某一特定部位的脂肪。但运动，尤其是抗阻运动，可以强化局部肌肉的力量，使身体局部更加紧致，在视觉上维度会变小。同时，运动也可以增加脂肪的燃烧、调节内分泌、改善胰岛素抵抗，具有调节代谢的作用。

Q: 肥胖是不是就不能吃水果了？

肥胖人群是因为整体热量摄入过高，造成没有被消耗的热量以脂肪的形式储备在身体中，过多的脂肪堆积在体内会造成全身性的问题，比如胰岛素抵抗、血糖调节异常。这时候吃水果就要注意以下几点。

（1）可以选择含糖量和血糖生成指数为中等或者偏低的水果，如苹果、橘子、梨子、橙子、草莓、樱桃、柚子等。

（2）控制每天摄入水果的重量，一般以 200 ~ 400 g 为宜，避免摄入过多的热量和糖分。

（3）最好在加餐时吃水果，尽量不在正餐之后吃水果，避免增加血糖负担。

Q: 营养又减肥的食物有哪些？

营养又减肥的食物从营养医生角度看就是高营养密度的食物，也就是营养成分丰富、营养素含量高、饱腹感强，可以提供机体足够的营养需求的同时，还可以减少额外热量摄入的食物。

比如，主食中的全谷物（如糙米、全麦仁、玉米粒、燕麦、小米、荞麦、青稞等），虽然在加工过程中，全谷物会有一定营养成分的损失，但仍会保留较完整的胚乳、胚芽和麸皮，既保留了天然营养成分，又有较好的饱腹感。

再比如，豆类食物中的大豆，包括黄豆、黑豆和青豆，这类食物中含有 35% ~ 40% 的蛋白质和 15% ~ 20% 的脂肪，而含有的碳水化合物较少，仅有 20% ~ 30%，也可以作为减重期间非常好的营养选择，在食用时建议选择豆腐、豆浆等经过发酵加工后的产品，这些产品的蛋白质吸收率更高。

很多人认为在减肥过程中不能吃"油"，但是摄入合理比例的油脂和脂肪酸也是减重的关键。以坚果类食物为例，虽然坚果的脂肪含量在 40% 以上，但是主要为多不饱和脂肪酸，葵花子、核桃和西瓜子中特别富含亚油酸；榛子、夏威夷果、杏仁、碧根果和开心果中以单不饱和脂肪酸（油酸）比例最大。所以减重时，每天控制在 25 g 的坚果摄入不仅不会影响减重效果，反而可以起到补充蛋白质、增加脂溶性维生素摄入、促进代谢、改善身体炎症状态的作用。

Q: 营养减重的核心方法是什么？

我们要明确减重的核心方法是能量的负平衡。由此我们可以采用以下核心方法来达到能量负平衡的目的。

（1）可以通过限能量平衡膳食、高蛋白膳食、轻断食膳食、地中海膳食、DASH 饮食等不同饮食模式制订饮食计划。

（2）改变进餐模式，包括减慢进餐速度、细嚼慢咽，采用蔬菜、荤菜、主食的进餐顺序。

（3）选择较前更小的餐具、器皿，以减少食物摄入。

Q: 怎么去计量每天吃的东西？

我们可以用手势法作为日常饮食计量的参考，以下重量均为食物生重。

（1）两手并拢，双手可以托起的蔬菜量约为 100 g，或者单手握住一把蔬菜的量也是 100 g。

（2）一只手可以捧起的豆类食物的量约为 20 g，可以捧起的坚果类食物的量为 20 ~ 30 g。

（3）一手抓起的水果的量约为 150 g。

（4）食指和中指并拢，两指厚长的瘦肉约为 50 g。

（5）一拳的普通主食约为 50 g，土豆等薯类约为 100 g。

Q: 睡眠障碍是否和肥胖有关？

研究显示，肥胖与白天过度嗜睡、睡眠时间短等睡眠障碍密切相关。

之前的研究认为，肥胖导致的阻塞性睡眠呼吸暂停低通气综合征和睡眠不足容易导致人们白天嗜睡和疲劳。

新的研究显示，抑郁症、肥胖、糖尿病和胰岛素抵抗，以及缺乏体力活动会导致人们首先会主观上感觉自己出现了睡眠障碍，其次是睡眠呼吸暂停或睡眠丧失。

所以说，无论是否存在睡眠呼吸暂停，肥胖都与睡眠问题相关。同时，肥胖导致的代谢紊乱，通过下丘脑 – 垂体 – 肾上腺（HPA）轴和促炎细胞因子的相互作用来决定人们睡眠和觉醒水平：一种情况是 HPA 轴"高活动度"，造成情绪困扰、睡眠不良、疲劳、睡眠更好但更困倦；另一种情况是 HPA 轴"正常或低活动"，血里的促炎因子水平较高，这样的人群容易出现低睡眠效率和疲劳的症状。

Q: 限能量平衡膳食是什么？

限能量平衡膳食是在限制能量摄入的同时，保证基本营养需求的膳食模式，其宏量营养素的供能比例应符合平衡膳食的要求。目前我们可以采用以下三种方法。

（1）在满足蛋白质、维生素、矿物质、膳食纤维和水这五种营养素的基础上，适量减少脂肪和碳水化合物的摄取，将正常自由进食的能量减去 30% ~ 50%。这种低能量膳食模式通常需要在医生监督下进行。

（2）在目标摄入量基础上每日减少 500 kcal 左右。

（3）每日供能 1000 ~ 1500 kcal。

Q: 营养减重能控制痛风的发作吗？

很多临床研究显示，尤其是男性的痛风患者，不论有无痛风家族史，痛风的发作均与超重、肥胖（BMI > 24 kg/m^2）相关。肥胖是一种慢性疾病，同时也是痛风、心脑血管疾病、2 型糖尿病、脂代谢紊乱等疾病的重要危险因素，是导致早死、残疾、生活质量下降和各国财政负担增加的重要公共卫生问题。在超重与肥胖人群中，不论是否为腹型肥胖，其发作痛风的比例也明显高于健康体重的人群。因此，科学的营养减重可以降低痛风发作的风险。

Q: 为什么心情郁闷的时候特别想吃东西？

多巴胺是一种神经传导物质，用来传递兴奋和开心的信息，也与上瘾有关。食用糖类和含脂肪较高的食物可以起到类似"多巴胺"的作用。因此，当你心情郁闷的时候，"吃美味的东西"可以最快、最简单地弥补"心灵的创伤"。

长期进食甜食和高脂肪的食品，会使身体对多巴胺敏感性降低，使得身体需要更多的食物刺激才能达到同样的心情。这样会导致进食量增加，形成恶性循环，进而需要更大的进食量以抵消增加的耐受性，得到最初由饮食体验到的快乐。这种奖惩机制一旦形成，高热量食物刺激频繁地与奖赏"配对"，将会导致多巴胺奖赏系统的敏感化，由此造成的结果就是，当我们面对这些刺激时，就会激活奖赏系统，引起生理唤醒，最终导致进食的发生，我们就会想吃东西，甚至发生暴食症。

Q: 过劳肥是什么？

如果你因为工作压力大，经常工作到很晚，周末也要加班，人越来越胖，就可能出现了"过劳肥"。当我们入睡较晚时，尤其是凌晨以后入睡，血液中的饥饿素会增多，容易过量进食，造成肥胖。工作压力大，长期熬夜也会导致皮质醇升高，容易造成腹型肥胖。另外，长期久坐的工作状态，使人体运动不足、代谢降低、消耗减少，进而会发生肥胖。所以针对"过劳肥"，关键是要注意劳逸结合、早睡早起、规律进餐。

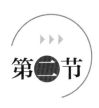

第二节

孕期营养

Q: 孕期合理的膳食指导是什么?

孕期的不同阶段都应该注意膳食的合理均衡搭配,选择新鲜卫生的食物,注意食物多样化,不要因为进入孕期就变得饮食毫无节制,或是过于偏好某一类型的食物。即便进入孕期,也不代表孕妇有了"大吃大喝"的"令牌"。相反,孕妇每日摄入适宜的热量,保证体重合理增长更为重要。

孕期饮食应该增加优质蛋白的摄入,而不是盲目"大补",富含优质蛋白的食物包括瘦肉、鸡蛋、奶制品、豆制品等。

在保证优质蛋白摄入量的基础上,还应该保证蔬菜、水果等膳食纤维和维生素都丰富的食物的摄入。

一日三餐,规律进食,两餐之间和睡前都可以适度加餐。

Q: 早孕反应比较重的时候,应该怎么吃呢?

早孕反应是妊娠早期比较困扰孕妇进餐的一大问题,孕早期体内激素水平的巨大变化导致孕妇胃肠道蠕动减缓,消化功能变差。严重的早孕反应可能发展为妊娠剧吐,导致孕妇出现营养不良和电解质紊乱。

在早孕反应比较重的状态下，建议孕妇优先选择清淡饮食，可以是粥、面条、面片汤等易消化但又能快速提供葡萄糖的食物。孕妇在孕早期需要保证每天摄入一定量的碳水化合物，才能确保身体不因为过度饥饿而出现酮症，避免酮症对胎儿早期发育产生不利影响。在孕反明显的时期，孕妇不需要过于严格地要求自己一定得摄入某类特定食物，以胃肠道可耐受为主要考量，干净卫生、不含酒精且清淡熟制的食物都可以尝试。

Q: 孕妇吃素，怀孕期间会有什么影响吗？

选择素食膳食模式的孕妇，在怀孕期间，需要对自身的营养状况进行更细致、精准的管理。长期素食容易出现铁储备不足，导致缺铁性贫血，而孕期母体血容量扩增会导致生理性贫血，会加剧素食孕妇贫血的风险。建议素食孕妇加强血红蛋白指标的监测，同时规律补充铁剂。

另外，部分严格素食的孕妇不进食鸡蛋、奶制品等优质蛋白食物，更易出现低蛋白血症等营养不良状况，无法保证孕期胎儿和母体的生长发育需求。建议素食孕妇在进入孕期后，首先评估自身膳食结构是否合理，由专业的营养师制订适合素食人群孕期执行的饮食方案，定期随诊监测相关指标，动态调整孕期的营养支持方案。

Q: 孕期应该如何科学补充叶酸？

叶酸是一类重要的维生素类营养素，孕期充分摄入叶酸可有效预防胎儿神经管畸形及其他出生缺陷。叶酸本身在新鲜蔬菜中就存在，但天然食材中的叶酸并不稳定，经过高温加热后容易变性失去功效。

为了保证孕期充分的叶酸摄入，建议孕妇首先保证每日新鲜蔬果的摄入，同时，在膳食的基础上于备孕期及孕期每日通过营养补充剂补充 400 μg 叶酸。

需要注意的是，很多孕妇日常还在服用复合维生素片，一般复合维生素片中就已含有叶酸成分，不需要再重复补充。建议准妈妈们使用营养补充剂之前，可以在专业营养师的指导下，综合评估补充的剂量是否符合个人情况，避免叶酸摄入不足或是摄入过量。

Q: 怎么吃蔬菜才能不流失叶酸？

叶酸是预防胎儿神经管畸形的一类重要维生素，建议准妈妈们从备孕期开始每日补充 400 μg 的叶酸。除了营养补充剂之外，蔬菜（如菠菜、苋菜等）中也含有丰富的叶酸。但是蔬菜中含有的天然叶酸并不稳定，容易在烹调过程中因为高温加热而流失。在我国居民的膳食习惯中，制作蔬菜倾向于炒、炖、煮，导致单纯从蔬菜中摄取叶酸的效率比较低。如果想要最大限度地保证蔬菜中的叶酸不流失，日常制作菜肴时应尽量避免过度加热，建议新鲜蔬菜采用快炒、凉拌等方式，避免长时间炖、熬、煮。

Q: 叶酸是饭前吃还是饭后吃？

叶酸是预防胎儿神经管畸形的一类重要维生素，建议准妈妈们从备孕期开始每日补充 400 μg 的叶酸。除了营养补充剂之外，菠菜、苋菜等蔬菜中也含有丰富的叶酸。营养补充剂中的叶酸一般都为合成的具有稳定结构的叶酸化合物，受外界环境影响较小，无论饭前吃还是饭后吃都不影响其功效，因此在补充叶酸的时候无须考虑摄入的时间点。

Q: 孕期腿脚经常抽筋，是缺钙吗？

孕期腿脚经常抽筋，的确可能是缺钙。在排除了其他疾病导致的抽筋之后，孕期应考虑通过补充钙剂来避免抽筋症状。孕妇在进入孕中期之后除了正常膳食，应该额外补充钙剂，保证充分的钙质供应，满足孩子生长发育的需求，也有利于母体的电解质平衡。

Q: 孕期需要补碘吗？

我国日常食用盐中已经做了碘强化，按照膳食指南推荐的食盐摄入量，本身就能获得一部分的碘元素摄入。碘与人体甲状腺功能密切相关，碘缺乏或碘补充过量都可能导致内分泌系统甲状腺功能出现紊乱，因此，孕期的碘补充需要慎重且精准。对于常规食用强化碘盐的孕妇来说，只需要每周摄入一到两次海产品，就能保证孕期碘元素的充分供给，并不需要通过营养补充剂去额外增加碘摄入。

Q: 微量营养素多多益善，是这样吗？

微量营养素是指每日身体所需量不多，但是缺乏后会引起身体出现缺乏症的营养素，如维生素、矿物质等。微量营养素在饮食不均衡的情况下，可能容易出现缺乏，比如，长期不食用新鲜蔬菜、水果的人容易出现维生素 C 缺乏。当出现相应缺乏症时，可以通过摄入营养补充剂达到治疗缺乏症的效果。但是这并不意味着微量营养素吃得越多越好，微量营养素摄入过多后可能在身体内蓄积，进一步会产生毒副作用，给健康带来危害，因此，适量摄入即可。

Q: 孕期可以做什么运动？

　　孕妇应该保证适度的体力活动，维持能量摄入和消耗的平衡，这样有利于孕期体重管理。一般在孕 12 周，胚胎相对稳定后，可以根据孕妇产检的结果综合评估，选择适合其自身的运动方式。孕期可以选择相对舒缓的有氧运动方式，如快步走、游泳、孕妇瑜伽等。

　　需要注意的是，孕期的运动应避免强度过大的项目，如果选择游泳或瑜伽等，最初应在专业人士指导下进行，量力而为；餐后适度的体力活动，对于孕期体重管理来说也是很重要的。

　　孕妇应把握运动的时间和强度，结合产检结果个性化安排自身的运动方案。

Q: 孕期可以增重几斤？

　　孕期体重增长的监测，是孕期保健的一个重要环节，孕妇体重是否正常增长也是反映胎儿发育状况的重要指标。整个孕期长多少体重比较适宜，需要结合孕妇孕前的体重、孕期各阶段的增长趋势来动态评估。根据 2021 年中国营养学会发布的《中国妇女妊娠期体重监测与评价》，怀孕前体型正常的孕妇（$18.5 \, kg/m^2 \leqslant BMI < 24 \, kg/m^2$），整个孕期推荐体重增长 8 ~ 14 kg。

需要注意的是，孕期的体重管理不能只看整体增重情况，不同妊娠阶段体重的增长速度不同。在孕期营养管理的过程中，医师及营养师会更加关注具体每周体重的增长情况，监测孕妇孕期体重增长曲线，并结合其他临床检查、检验结果，综合评估孕期母儿的营养状况，给予合理的干预措施。因此，孕期体重增长并不是一个绝对数值答案，需要根据孕妇自身情况，由专业人士给出个性化的管理方案。

Q: 肥胖的孕妈妈应该如何控制体重？

很多孕妈妈在怀孕前就已经是超重或肥胖的体型了，对于这部分孕妈妈来说，在孕期增重更要注意避免超标，否则容易造成高血糖、高血脂、高血压等问题，影响母婴健康。生活中孕妈妈要注意以下几点。

（1）每周监测体重，确保自己的体重在整个孕期按计划适宜增长。具体体重增长建议如表 2-2 所示。

（2）饮食热量适中，合理搭配食物。不要认为哪一类食物对胎儿好，就过多摄入某一类食物，避免体重增长过快或过慢，营养失衡。

（3）不要为了控制体重不吃主食。碳水化合物摄入严重不足会导致酮症的发生，对胎儿脑及神经系统发育造成损伤。

（4）主动进行身体活动有助于维持孕期体重的适宜增长，户外活动接触阳光也有利于维生素 D 合成。因此，除了产科医生不建议运动外，在整个孕期都要主动运动，不要因为"孕早期要避免运动"这个传统说法而放弃运动，从而造成体重增长过快。

表 2-2　我国不同孕前 BMI 孕妇的推荐妊娠期增重目标

妊娠前 BMI 分类（kg/㎡）	总增长范围（kg）	妊娠早期增长（kg）	妊娠中晚期周体重增长 [kg，中位数（范围）]
低体重（BMI < 18.5）	11.0 ~ 16.0	≤ 2.0	0.46（0.37 ~ 0.56）
正常体重（18.5 ≤ BMI < 24.0）	8.0 ~ 14.0	≤ 2.0	0.37（0.26 ~ 0.48）
超重（24.0 ≤ BMI < 28.0）	7.0 ~ 11.0	≤ 2.0	0.30（0.22 ~ 0.37）
肥胖（BMI ≥ 28.0）	≤ 9.0	≤ 2.0	≤ 0.30

注：BMI 表示体质指数。

Q: 孕期控制食量、管理体重对胎儿真的没影响吗?

在孕期孕妇身体要承担胎儿的生长发育，的确对营养的需求更高。很多孕妈妈误以为孕期需要一味吃更多，补充更多能量，饮食上不需要控制总的能量摄入。实际上，孕期饮食并不能无限量地增加食量，孕中晚期后适度地增加全天的能量摄入即可，同时应该保证优质蛋白的充分摄入。

如果只是单纯增加饮食量而不考虑食物的营养素密度及优质蛋白含量，很有可能在孕期体重增长过快，带来一系列的妊娠并发症风险。

相反，合理管理孕期饮食，可保持营养状态，同时将体重控制在一定的增长幅度范围内，这样无论是新生儿还是对母亲自身，都能得到更大的健康效益。

Q: 怀孕了但体重没变化，是胎儿发育不太好吗?

孕期不同阶段对体重增长的要求并不相同，孕前体型不同的孕妇孕期体重增长的目标也有很大差异。因此，孕妇体重与胎儿发育是否有关并不能一概而论，体重没变也不一定代表胎儿发育不好。在孕期的前三个月，并不需要刻意地去达到某个体重增长目标，只需要维持体重不长也不掉，这样就已经很理想了。孕妇体重在这一时期即便不增加，也不代表胎儿发育状况不好。胎儿的发育情况，应该结合孕周和孕妇产检的检验结果，由专业的医生进行综合评估，不能单纯看体重是否增长就下结论。

Q: 孕期吃得不多，为什么体重还是长得那么快?

孕期体重增长过快时，需要仔细全面评估近期孕妇的饮食状况和体力活动情况。一般需要详细记录孕期至少 3 天的饮食日记，由专业的营养医师对孕妇的饮食摄入情况进行分析，寻找体重增长过快的原因。

很多时候孕妇自己感觉吃得不多，但由于选择食物不恰当，可能吃了过多高能量密度、低营养素密度的食物，从而导致吃得少，但体重增长快。另外，还需要关注孕妇日常生活中的体力活动强度和频率。

需要控制体重的孕妇，建议根据产检的情况，选择适合自身的运动方式，养成良好的习惯，饮食和运动相结合，才能管理好孕期体重增长。

Q: 少吃点主食，体重就能控制住了，是这样吗？

适度限制主食量，增加粗粮类主食的占比，对于孕期体重管理有所帮助。但并不是只靠少吃主食就能让孕期体重增长合理，除了主食以外，还有其他很多食物也能提供热量及碳水化合物。如果只是降低主食摄入量而不对其他食物结构进行合理的分配，孕期的体重管理仍旧很难实现。另外，除了主食之外，过度摄入动物性食物也会导致体重增长过快。

单一一类食物的限制，并不能解决体重增长的问题，必须全面评估膳食情况，制订更加精准个性化的膳食计划，才能做好体重管理。

Q: 特别爱吃水果，但是又怕体重控制不好，有哪些低热量水果可以吃？

水果是日常膳食当中的一类食物，能补充膳食纤维、维生素、矿物质等，但是很多水果的含糖量也非常高，不适合孕妇多吃。孕妇在孕期因为胃肠功能受孕激素影响，更愿意选择酸甜口的水果，有很多孕妇在孕期摄入的水果超量，结果导致体重控制失败、妊娠结局不良。

在选择孕期水果时，首先要控制每日水果摄入总量不超过300 g；其次要选择一些低血糖生成指数的水果，这些水果包括柚子、草莓、蓝莓、西梅、李子等，更利于孕期体重管理。

Q: 每天吃得很好，为什么还会贫血呢？

孕妈妈承担着胎儿和母体自身的血液容量，整个孕期都处在一个血容量逐步扩增的过程中。因为血容量的增加，血液循环系统中的血红蛋白浓度会出现相对的下降，称作生理性贫血。因此，即便每天膳食摄入非常合理，也没有挑食不爱吃肉，还是有一部分孕妇会出现贫血的情况。这部分贫血的孕妇，建议根据定期产检筛查的结果，及时补充铁剂，同时调整膳食结构，从而预防出现孕期更严重的贫血情况，也可以为胎儿做好更充分的铁储备，预防孩子在婴幼儿期出现缺铁性贫血。

Q: 孕期贫血该怎么补？

妊娠贫血是孕期非常常见的营养相关问题，怀孕后孕妇因为血容量扩增，容易在孕中期、孕晚期出现生理性贫血。一些孕前就比较消瘦、已有轻度贫血的女性，进入孕期后贫血相关指标会下降得更多，更易在孕期出现中重度贫血。因此，孕期的贫血应该持续监测，根据检查、检验结果，给予相应的营养支持方案。

绝大部分没有其他原发疾病的孕妇在孕期发生的贫血属于缺铁性贫血。因此，建议孕妇在孕期要保证每日红肉类食物的摄入量，保证通过膳食获得充分的铁元素，每周进食 1 ~ 2 次动物内脏或血制品，能最大限度地预防孕期贫血。

在产检中被诊断为妊娠合并缺铁性贫血的孕妇，在饮食补充的基础上，还应该按照治疗剂量，遵循医嘱规律补充铁剂，保证孕期母体和胎儿合理的营养素供应，为新生儿更好地储备铁元素。

Q: 孕期血糖该如何控制？

孕期如果被诊断为妊娠期糖尿病的孕妇，或是在孕前就已经诊断为糖尿病的孕妇都需要在孕期对自身血糖进行管理。

首先，控制血糖需要规律监测孕期空腹及餐后的血糖波动，建议同时记录饮食情况。考虑到孕期不同阶段孕妇和胎儿对营养的需求及血糖的反应均有差异，孕妇的血糖管理最好咨询专业医师和营养师，制订个性化的动态方案。

其次，饮食上需要遵循少食多餐原则，将每日所需的热量和营养素合理地分配到三顿主食中，同时应在两餐之间和睡前适度加餐。每日膳食中应保证充分的膳食纤维摄入量，优先选择绿叶类蔬菜，同时将部分主食替换为低血糖生成指数的粗粮谷物。孕期血糖的管理仍旧要保证膳食中充分合理的热量及优质蛋白供给，脱脂牛奶、瘦肉类、豆制品、鸡蛋等食物可作为优质蛋白的来源。同时，应注意保证餐后进行适度的体力活动，这样有利于维持血糖平稳。

Q: 多吃肉，对血糖有什么影响吗？

日常饮食中大家提到的肉，在营养学中定义为动物性食物，是优质蛋白的来源，但也含较高比例的饱和脂肪酸。肉类摄入过多，整体膳食中的总能量摄入会大幅增高，同时也会摄入过多的脂肪。如果完全不限制肉类的摄入，特别是肥肉或动物内脏等，会增加脂肪、饱和脂肪酸及胆固醇的摄入量。总能量摄入超标后，不利于血糖的管理，长期高热量饮食也会诱发体重增长过快，导致体内处于低度炎症反应状态，加剧孕期母体胰岛素抵抗，从而进一步导致孕晚期妊娠期糖尿病的发生。

Q: 孕期血糖有点高，是不是不能吃水果了？

孕期如果血糖高或者诊断为妊娠期糖尿病，孕妇就需要对血糖进行合理的管理，首选营养干预结合运动的方式控制血糖。在孕期管理血糖期间，需要避免大量进食高糖水果，可将水果拆分为合理的份额，放在加餐中进食，尽量不要和正餐叠加在一起吃。

另外，血糖高的孕妇选择水果时，应尽量选择血糖生成指数低的水果，如蓝莓、草莓、柚子、西梅、李子等。每天定量定时摄入低糖的水果，规律监测血糖，能在控糖期间适度地满足吃水果的需求。

Q: 孕期有哪些需要忌口的食物吗？

考虑到胎儿生长发育情况，孕妇的饮食需要更加注意。

首先，需要绝对避免的食物是含酒精类的食物，包括各类酒及含酒精饮品。酒精是明确的致畸物，孕期摄入酒精可直接导致胎儿的器官发育出现缺陷。

其次，孕妇应尽量食用干净卫生、熟制的食物，生鱼片、生蚝等未经过充分加热处理的食物，在孕期应该尽量避免食用。这些食物当中可能存在寄生虫或其他致病菌，摄入后即便孕妇没有不适症状，胎儿仍有可能发生宫内感染。

Q: 孕期可以喝碳酸饮料吗?

碳酸饮料一般含糖量都比较高,经常喝会增加每日添加糖的摄入,影响孕期体重管理,甚至带来妊娠期糖尿病的风险。一般我们不建议孕妇长期喝碳酸饮料,或者用碳酸饮料来替代日常饮用水,这样容易养成不好的饮食习惯,从而诱发营养不良。如果准妈妈真的特别想要喝碳酸饮料解解馋,可以偶尔少量喝一点,但并不希望含糖饮料成为孕妇日常饮食中的一个必备品。额外摄入过多的糖会给孕妇和胎儿带来更重的代谢负担。

Q: 孕期可以喝咖啡吗?

孕期不建议饮用含咖啡因或茶多酚过多的咖啡或茶。大部分有喝咖啡习惯的女性,既往的咖啡饮用量都比较高,很难控制在合理的范围内。虽然目前并没有明确的因果证据证明喝咖啡会给胎儿带来不良的健康影响,但近几年进行的人群随访研究发现,在孕期有咖啡因或茶多酚摄入习惯的孕妇,发生早产和低出生体重儿的风险要比不喝这些饮品的孕妇高很多。因此,并不建议孕期喝咖啡,如果偶尔想喝,需要尽量控制饮用量。

Q: 孕期可以吃生鱼片吗?

孕期不建议孕妇摄入生鱼片。生鱼片是未经过熟制的肉类食物,无法保证食材的卫生安全。部分生鱼片中含有寄生虫及其他致病微生物,孕妇摄入后即使自身不出现胃肠道反应,仍有可能导致胎儿在宫腔内的感染,可能引发流产、早产等不良妊娠事件的发生。因此,我们不建议孕妇在孕期摄入未熟制的鱼、海鲜等食物。如果希望通过摄入海产品来补充相关营养，建议选择充分加热熟制的菜肴，每周吃两到三次海产品即可。

Q: 孕期能吃螃蟹吗？

充分加热烹饪熟制的螃蟹，是一类高蛋白低脂肪的食物。即便是在孕期，孕妇也可以吃螃蟹。需要注意的是食用螃蟹的部位，尽量选择熟透的螃蟹肉，避免摄入螃蟹的内脏部分，内脏中重金属的含量相对较高，不利于孕期胎儿的生长发育。此外，蟹黄蟹膏的部分也需要限量摄入，因为其胆固醇的含量较高，也可能蓄积更多的重金属成分。

因此，孕期可以吃干净卫生熟制的螃蟹，但是孕妇需要谨慎选择吃螃蟹的部位，尽量不选择螃蟹的内脏及蟹黄蟹膏。

Q: 希望孩子皮肤好，多吃水果会有帮助吗？

孩子皮肤的好坏，是一个比较主观的描述。孩子皮肤的状况和父母的遗传背景、环境因素、孕期营养状况、出生后孩子的生长发育及喂养都可能有关系。

摄入水果能给孕妇带来更多维生素、膳食纤维等营养素，的确对母亲和胎儿都有很多益处。但是孕期多吃水果不一定会让孩子的皮肤变得更好，过度摄入水果还可能额外摄入过多糖分，导致孕期胰岛素抵抗的情况加剧，影响胎盘功能，从而使营养物质无法正常运转给胎儿，影响胎儿的正常生长发育。

Q: 孕期多吃坚果，孩子头发长得好，是这样吗？

目前并没有科学研究证实孕期吃坚果与孩子头发长得好之间存在确定的因果关系。关于孩子的头发发质的影响因素有很多，先天遗传背景、孕期胎儿的发育、出生后孩子的生长发育及喂养状态都可能对孩子的头发状况产生影响。孕妇在孕期如果血脂没有明显异常，可以每天适度摄入一些坚果（每日 25 g 左右），补充人体所需的不饱和脂肪酸。

需要注意的是，我们在吃坚果时非常容易过量，而坚果是一类油脂含量非常高的食物，长期过量摄入反而可能带来肥胖和其他代谢性问题。因此，坚果摄入量需要准确，并不需要"为了孩子头发好"而超量吃坚果，并没有特殊的营养功效。

Q: 主食没什么营养，应该多吃蛋白质，对吗？

主食富含碳水化合物、植物蛋白质、膳食纤维、维生素和矿物质，是膳食中重要的供能食物，平衡膳食中约 50% 的热量需要通过这类食物供应。因此，主食在健康的膳食中发挥的作用不容忽视，并非是没有营养的食物。孕期如果刻意减少主食摄入量或者完全不吃主食，很可能诱发饥饿性酮症，对胎儿的发育产生不良影响。优质蛋白的摄入对于孕期来说的确非常重要，鼓励孕妇保证每日奶制品、鸡蛋、瘦肉的摄入，但并不建议挑食、偏食，也不建议只选择某一类食物作为孕期的最佳营养素来源，均衡合理、多样化饮食对于孕期营养来说最为关键。

Q: 如果不喜欢吃水果，可以用维生素片替代吗?

水果当中含有丰富的营养素，如糖分、水分、膳食纤维、维生素，以及许多其他具有生物活性的成分。日常膳食当中，注意每日适度摄入水果，能预防便秘，保证维生素的供应，同时也能提供热量，产生饱腹感。维生素片并不能等同于水果，因此单纯吃维生素片是不可能替代吃水果的。在长期不吃水果、蔬菜的人群中，补充维生素片能针对性的改善维生素的缺乏，但是水果产生的健康效应无法通过单纯吃维生素片弥补。

第三节

老年营养

Q: 老年人便秘了怎么吃?

慢性便秘是老年人常见的消化道疾病,60 岁以上人群慢性便秘的患病率可高达 22%。如果每周排便次数少于 3 次、粪便干结和(或)排便困难,且以上症状持续 6 个月以上,那就是慢性便秘了。

老年人的慢性便秘需要个体化综合治疗,包括推荐合理的膳食结构、建立正确的排便习惯、调整患者的精神心理状态、对有明确病因者进行病因治疗等。便秘了到底该怎么吃呢?

饮食宜粗忌精,宜食新鲜蔬菜水果。便秘老人的主食不宜太精细,应粗细适量搭配,增加五谷杂粮、薯类食物的比例,蔬菜水果应该新鲜、多样。粗粮和蔬果含有丰富的膳食纤维,能有效刺激肠蠕动,软化大便,改善便秘症状。

注意补充水分。老年人对身体缺水状况不太敏感,要养成每天分次、少量饮水的习惯,即使不口渴也要喝水。建议每天 7 ~ 8 杯水(1500 ~ 1700 mL),提倡饮用白开水或茶水,不喝或少喝含糖饮料。

适量补充益生菌。经常食用含有乳杆菌和双歧杆菌等益生菌的功能性食品，能较快改变消化道菌群的代谢功能，帮助改善便秘症状。

Q: 肌酐高的老年人能吃豆腐吗？

老年肾病患者中，不敢吃豆腐、喝豆浆的大有人在。因为蛋白质在人体内被吸收利用后会产生含氮的代谢物，这类代谢物也是尿毒症毒素的主要成分之一。而动物蛋白相较于植物蛋白，必需氨基酸的含量高，生物利用度好，从而产生的代谢废物少，因此肾病及慢性肾功能不全的患者更推荐选择动物性蛋白。确实如此，但豆制品这样的植物蛋白是否应该严格限制呢？

大豆蛋白虽然是一种植物蛋白质，但它所含的必需氨基酸的种类和含量几乎均与动物蛋白相似，消化吸收率高，对肾脏负担小，因此大豆蛋白是植物中唯一类似于动物蛋白的优质蛋白。豆类食品那么多，制作出的豆制品更是千变万化，老年人本来吃得就少，不建议将豆类食物一刀切，全部拒之门外。给老年肾病朋友食用豆制品提供以下建议。

（1）大豆及其豆制品均属于优质蛋白食物，大部分老年肾病患者可放心选用。

（2）食量大的老年人需在营养医师的指导下选择各类豆制品及其食用量，控制全天总的蛋白摄入，进食量本就少的老年人应鼓励其多多食用好消化吸收的豆制品。

（3）未透析及电解质紊乱的晚期肾病患者，食用豆浆、豆腐更好，避免经常、过量食用黄豆、豆腐丝、油豆皮、腐竹等。

Q: 老年人血压高就要少吃盐吗?

很多人在听说血压高要采取低盐饮食之后，炒菜放盐确实少了，但取而代之的是放了超级多的酱油、蚝油等调味品，这样一来，虽然盐用得少了，但是"隐性盐"的量却一点没少，对控制血压没有任何帮助。

真正的低盐饮食除了需要少放盐以外，还要注意以下几点。

（1）所有钠含量高的调味品都要控制用量，如酱油、蚝油、番茄酱等。如果觉得这样炒菜太寡淡，可以多用天然调味料，如葱、姜、蒜、胡椒、柠檬等。

（2）少吃深加工、腌制的肉类、蔬菜，如咸菜、腐乳、火腿等。

（3）多吃蔬菜和水果，每天至少吃 1 ~ 2 个拳头大小的水果，1 捧蔬菜。

Q: 老年人胆固醇高，有哪些饮食禁忌?

蛋黄、动物内脏由于胆固醇含量高，高血脂的老年人要少吃。此外，还有哪些饮食"禁忌"吗?

（1）食用过多的粥类和水果。就食物中的营养成分而言，不仅胆固醇会增加血脂的代谢负担，过多的碳水化合物，尤其是容易消化的米粥以及糖分子小的水果，如果摄取过多，也会导致血脂水平升高。解决办法就是喝粥的同时也要吃菜、吃肉，这样的混合性饮食结构才不容易升血脂。水果应在两餐之间加餐时吃，全天 250 g 以内的水果量即可，尽量不喝果汁、甜饮料等。

（2）饮酒。特别是饮用高度白酒，会影响肝脏的脂质代谢能力，导致血脂的升高。所以高血脂的老年人尽量不喝酒。

（3）粗杂粮、蔬菜的摄入量不够。老年人往往食量有限或牙口不好，蔬菜和粗杂粮的摄入量不足，而这些食物中含有丰富的膳食纤维，能够帮助肠道减少食糜中脂肪的吸收，降低血脂水平。因此，建议老年人粗粮细作，蔬菜制作软烂，以增加摄入量。

Q: 老年人如何预防"老来瘦"？

老年人身边一直有个"寂静的杀手"——肌肉减少症，极度的消瘦是肌少症最常见和直观的表现。如何吃来预防肌少症呢？

（1）少食多餐，保证足量的经口饮食。能量补充够了才可减少肌肉蛋白的消耗。如果饭量实在有限，需通过口服营养补充剂补充能量和蛋白质。

（2）能量摄取够的前提下，适当增加蛋白质的摄入量。其中优质蛋白的比例最好能达到50%，均匀分布在三餐。例如，体重 60 kg 的老年男性，全天应摄入蛋白质 60 ～ 90 g，其中奶制品、蛋类、精瘦肉、鱼虾、豆腐等所含优质蛋白的量应达到 30 ～ 45 g。

（3）富含亮氨酸等支链氨基酸的优质蛋白，如乳清蛋白更有益于预防肌少症。1000 g 牛奶中能提取 7 g 乳清蛋白，母乳中 60% 的蛋白质也是乳清蛋白。建议老年人在餐间及进行抗阻力训练 1 小时后给予支链氨基酸或优质蛋白食物。

（4）增加抗氧化营养素。鼓励老年人增加绿色蔬菜、水果及豆类等富含抗氧化营养素食物的摄入，减少肌肉的氧化应激损伤。老年人食量有限的情况下，提倡在医生指导下适当补充氧化营养素补充剂（维生素 C、维生素 E、胡萝卜素、硒等）。

（5）补充维生素 D。肌少症和骨质疏松是一对难兄难弟，肌肉力量下降的老年人容易跌倒，出现骨质疏松的严重并发症——骨折。充足的维生素 D 补充是骨质疏松防治的基础治疗，建议老年人每日补充 15 ~ 20 μg 维生素 D，进行充足的户外活动。

老年人补营养就是吃蛋白粉吗？

营养状况差的老年人，可以在医生或营养师的指导下服用适合自身疾病的营养制剂来改善体重、血清蛋白水平、免疫功能等。蛋白粉就是其中一种常见的组件类营养制剂，它以人体需要的各类必需氨基酸为主要成分，临床上主要应用于因各类疾病导致低蛋白血症且同时经口饮食不足的人群，合理补充蛋白粉能够有效地改善老年人营养状况。

值得注意的是，蛋白粉营养成分较单一，不能完全替代日常的食物，且过量服用会有加重肾脏代谢负担的风险，因此需要在医生处方指导下服用。

老年人骨质疏松了该如何吃？

老年人骨质疏松的最佳饮食结构应该包括摄入充足的热量、钙和维生素 D。

而蛋白质摄入对于骨密度的影响目前仍然存在争议，有些研究认为多摄入蛋白质可能降低骨质丢失的风险，但也有研究提示高蛋白的摄入可能同时伴随高脂肪的摄入，进而引起骨质吸收和钙的排泄增加，不利于骨质疏松的防治。

以下是给骨质疏松老年人的饮食建议。

（1）充足的能量：能量对于人体，就如燃油之于汽车。能量不够，人体的各项功能都无法正常运转，只有良好的营养状况才能预防骨质疏松。

（2）充足的维生素 D 和钙：维生素 D 能够增强肠道对钙和磷酸盐的吸收，促进人体骨质合成。对于骨质疏松患者，我们建议每天摄入 1200 mg 的钙（膳食＋补充剂的总量）和 800 IU 的维生素 D，且不推荐一年 1 次大剂量（如 50 万 IU）给予维生素 D。钙的补充优先选择从天然食物中获得，不够的部分再用钙片。若每日补充元素钙超过 500 mg，则最好分次服用，因为单次摄入剂量较高的话会导致钙的吸收进入平台期。含钙高且吸收好的食物主要是牛奶、酸奶等奶制品，以及豆腐等豆制品。维生素 D 的食物来源不多，主要是强化维生素 D 的乳制品、鱼油、蛋黄等。由日晒皮肤合成维生素 D 是其有效的来源，但年龄超过 70 岁的老年人的皮肤无法像年轻人那样有效转化维生素 D，因此老年骨质疏松的患者建议服用维生素 D 制剂。

Q: 吃什么有助于预防阿尔茨海默症（老年痴呆）?

目前科学还没法回答哪一种食物可以预防阿尔茨海默症，但是有一种膳食结构，已被证实可以延缓人类大脑的退行性病变，这种膳食结构叫"MIND 饮食"。MIND 是 Mediterranean–DASH Intervention for Neurodegenerative Delay 的首字母缩写，看名字就知道了，它是以地中海饮食（Mediterranean Diet）和 DASH 饮食两种饮食为基础衍生出来的一种饮食方法。MIND 饮食并没有提供具体的食物定量，而是一种饮食频率的推荐，将食物分为"鼓励多吃的"和"限制少吃的"两部分。

MIND 饮食鼓励多吃以下 8 类食物。

（1）每天吃绿叶蔬菜和至少一种非绿叶蔬菜（如菜花、西红柿等）。

（2）每周至少吃两次浆果类水果，如蓝莓、树莓、草莓等。

（3）多吃坚果，一周不少于 5 次，可每次摄入 25 ~ 30 g。

（4）多用橄榄油烹调食物，吃不习惯可用茶籽油等代替。

（5）多吃全谷类食物，主食中五谷杂粮的食用频次为至少 3 次 / 周。

（6）每周至少吃一次鱼。

（7）每周至少吃两次鸡、鸭等禽肉，但不包括油炸的炸鸡。

（8）每周至少有 4 顿饭中含有豆类。

MIND 饮食限制 4 种食物。

（1）限制甜点、黄油、加工零食。

（2）限制奶酪类食物，每周不超过 1 次。

（3）限制红肉，食用频率不超过 4 次 / 周。

（4）限制油炸食品，每周少于 1 次，比如隔周吃一次或不吃。

Q: 老年人吃饭总呛，怎么办？

吃饭总呛，说明老人出现了不同程度的吞咽功能障碍。吞咽这个看似简单的动作其实分为认知期、准备期、口腔期、咽期、食管期。这其中任何一个阶段出了问题，都会导致老人吃饭呛、误吸。比如，患阿尔茨海默症的老人，可能自己都意识不到应该把饭菜送进嘴里，一些脑卒中后的患者舌头无法正常推送食物，需要进行吞咽康复训练。除此之外，饮食上还需要特别注意以下几点：

（1）喝液体食物（包括水）出现频繁呛咳时，可用市售的食物增稠剂将液体增稠，因为增加食团的黏稠度可以改善吞咽功能，减少液体食物呛入食管中的概率。

（2）减少一口食物的量或者改为交替摄入固体和液体食团，使用特定的器具（如杯子、吸管、勺）进行喂食。

（3）调整食物的大小、软硬度。根据吞咽障碍程度的不同，饮食调整分级也不同，这类患者往往需要营养师进行个体化评估和指导。

（4）若采取上述措施后患者仍然不能耐受经口营养，或者误吸风险高，则应该考虑管饲喂养。

Q: 老年人吃药多，用果汁送服可以吗？

答案是不可以。果汁可能会影响药物疗效，还可能会对身体产生不良影响，这是一种非常错误的服药方法。

首先，果汁中富含果酸。服用布洛芬、复方阿司匹林等药物时，饮用果汁会加速药物溶解，损伤胃黏膜。

其次，有些果汁如西柚汁，不仅不能替代白水送服药物，甚至在服药期间都要尽量避免饮用。研究证实，西柚汁可以影响肝脏中某些酶的作用，进而导致药物在体内的代谢出现问题。如某些降压药、抗心绞痛药、调血脂药、免疫抑制剂等，西柚或西柚汁可能会引起上述药物疗效改变或诱发药物不良反应。因此，老年人服药期间，应尽量避免饮用西柚汁，服药的最佳搭档是白开水。

Q: 血糖高的老年人不能吃水果吗?

高血糖患者在合理控制总热量和均衡营养的前提下，没有任何一种食物是绝对禁忌的。水果中含有丰富的维生素、矿物质及膳食纤维，这些对糖尿病患者都是有益的。在血糖得到良好的控制后，可以少量、规律地进食水果，大可不必一概排斥。

但切记千万不要吃多，可作为加餐，放在两次正餐之间食用。可优选血糖生成指数较低（GI < 55）的水果，如苹果、梨、樱桃、草莓、哈密瓜、桃等，每天水果摄入总量不要超过 250 g。当血糖较高时可以选择黄瓜、西红柿替代水果。

椰子、葡萄干、大枣、柿饼、杏干、桂圆等含糖量高的水果，则尽量少食用。

Q: 老年人能喝红酒吗?

大家之所以认为红酒能"软化血管"，是因为它含有一种叫"单宁"的物质。研究发现，单宁的确有软化血管、降血脂的作用，但前提是每天要摄入一定的量才可以实现这个目的。我们喝红酒时摄入的不仅是单宁，还有对身体危害更大的酒精。酒精是多种癌症的一项危险因素，并且患癌风险随着酒精摄入量的增加而增加。因此，在更严重的危害面前，单宁那微弱的健康功效就显得力不从心了。

想要降低血脂、软化血管，不一定要通过单宁来实现，其实，很多食物和生活方式都可以实现这些作用。例如，每天保证300 ~ 500 g蔬菜的摄入；多吃鱼虾类，用其替代部分猪牛羊肉；增加橄榄油在烹调油中的比例等。当我们把膳食结构调整到合理的范围时，就会对血脂和心脑血管产生更多的益处。

另外，老年人喝红酒还可能带来健康隐患。比如，老年糖尿病患者空腹饮红酒容易导致低血糖的发生，尿酸高的老年人饮酒不当易诱发痛风。

有长期饮酒习惯的老年人，建议逐步戒酒，或停喝白酒、啤酒，改用红酒来替代，每天的量不超过50 mL。

平时无饮酒习惯的老年人，不建议每天喝少量红酒来"降血脂、软化血管"。

Q: 老年人该不该吃蛋黄？

很多血脂高的老年人，谈"蛋黄"色变，吃鸡蛋必须把蛋黄剔出去，蛋黄真的很可怕吗？高脂血症患者到底能不能吃蛋黄？我们先看看蛋黄里有什么营养成分（表2-3）。

表 2-3　蛋黄的营养成分

营养素	蛋清	蛋黄
含水量	84.8%	51.5%
蛋白质	11.6%	15.2%
脂类	98% 在蛋黄，一个鸡蛋黄的胆固醇含量约 285 mg，占蛋黄脂类含量的 90%，其余 10% 为卵磷脂	
矿物质	主要存在于蛋黄中	
维生素	主要存在于蛋黄中	

从上表我们可以明显地看出，鸡蛋中的绝大部分的营养物质都存在于蛋黄之中。蛋黄中有很丰富的卵磷脂，对于儿童的大脑发育是非常好的，所以建议学龄儿童和处于青春期的学生每天吃一个鸡蛋。不仅如此，蛋黄中还有丰富的维生素 A 和维生素 B_2，对于用眼过度的学生和办公族来说，维生素 A 的补充十分必要。如果扔掉蛋黄，鸡蛋的营养价值也将大打折扣。

正常人每天胆固醇的推荐摄入量是不超过 300 mg，如有高血脂，建议每天不超过 200 mg。因此，老年人中只有高脂血症者，建议不要每天吃一个蛋黄，但每天半个蛋黄或两天一个蛋黄是可以的。

Q: 喝咖啡是否会导致骨质疏松？

咖啡是世界上最常用且社会接受度最高的刺激性物质，但关于咖啡因对人类健康的益处和风险的研究、争论从未停止过。目前的主流结论是，对于大多数成人，每日摄入不超过 400 mg 咖啡因（大约某全球连锁咖啡店中的大杯美式 2 杯）似乎没有害处，咖啡因对生理和行为的影响有剂量依赖性。

对于咖啡因是否增加人体骨质流失的问题，有数据表明大量饮用咖啡可能与女性骨密度降低和骨折风险增高有关，尤其是钙摄取量低的女性；另外，也有研究表明咖啡因摄入量在每日钙摄入量至少 800 mg 的女性中不会影响骨密度，但在钙摄入量较低的女性中摄入量和骨密度呈负相关。这些研究提示我们，钙足量摄入的情况下，少量喝咖啡对于骨质健康是安全的，要想不骨质疏松，咖啡不能长期大量喝，并且有喝咖啡习惯的女性要更重视日常钙的足量补充。

不过，对于正在服用阿仑膦酸钠进行骨质疏松治疗的老年人群，建议还是避免咖啡和含咖啡因的饮品，因为咖啡因会减少阿仑膦酸钠的吸收，降低血药浓度和治疗效果。

Q: 正确喝水能改善老年人的免疫力吗？

老年人咳嗽、感冒、发烧了，呼吸科医生叮嘱"多喝水"；老年人免疫力低，医生仍然叮嘱"多喝水"。水作为一剂"良药"出现在我们生活的各个角落，因为它确实非常的重要。大部分老年人每天饮水 1500 ~ 1800 mL 比较合适。如果运动量大、出汗多，或者在北方干燥的冬天，则应该额外增加一些。健康饮水除了足量之外，还需要注意以下几点。

（1）首选温白开水，不用咖啡、饮料、奶、汤、粥来替代喝水。

（2）尽量烧开后饮用，减少食源性的安全隐患。不论是自来水、饮水机水还是渗透膜过滤的水，均建议烧开后再喝。

（3）饮水应少量多次。要督促家中老人有意识主动喝水，而不是口渴了再喝，因为老年人的口渴中枢会变得不敏感，总没有口渴的感觉，但一定要定时主动饮水，否则会缺水。

（4）晨起第一杯水可以刺激肠道蠕动，帮助排便，便秘的老年人可以适当增加晨起的饮水量。

（5）肾功能不好的老年人，睡前1小时甚至2小时不要喝水，以免频繁起夜影响睡眠，尽量将饮水"任务"在白天完成。

（6）如果有心脏或肾脏严重疾病，需要限水，一定遵医嘱饮水，量出为入，保证出入平衡。

▶▶▶ 第三章

食物与营养

Q: 如何选择烹调油?

不同烹调油的差别，除了风味以外，主要是其所含的脂肪酸种类和比例的差异。脂肪酸分为饱和脂肪酸、不饱和脂肪酸，不饱和脂肪酸又分为单不饱和脂肪酸（以 n-9 油酸为主）、多不饱和脂肪酸（以 n-6 亚油酸和 n-3 脂肪酸为主）。

市面上常见的食用油可分为 4 大类：①富含 n-6 系列脂肪酸类，包括玉米油、葵花子油、大豆油、花生油，其特征脂肪酸是高亚油酸型多不饱和脂肪酸；②富含 n-9 系列脂肪酸类，包括橄榄油、茶油、菜籽油，其特征脂肪酸是高油酸单不饱和脂肪酸；③富含 n-3 系列脂肪酸类，包括鱼油、亚麻籽油、紫苏油，其特征脂肪酸是 DHA、EPA、α-亚麻酸；④高饱和脂肪酸类，包括黄油、牛油、猪油、椰子油、棕榈油、可可脂，其特征脂肪酸是月桂酸、豆蔻酸、棕榈酸。

一般来说，饱和度高的食用油耐热性好，适合做煎炸食品，能打造酥脆的口感。花生油耐热性较好，基本可用于任何烹调方式。大豆油、玉米油、葵花子油等不耐热，经煎炸或反复受热后易氧化聚合，适合炖、煮、炒。橄榄油、菜籽油、芝麻油、亚麻籽油可以用来炒菜，但它们特有的香味使其更适合凉拌。

采购食用油时建议常换品种，或者两三种同时换着用，互相搭配，取长补短。食用油品种的多样化能给我们提供脂肪酸和营养的平衡。

Q: 橄榄油，你吃对了吗?

橄榄油是由橄榄的果实压榨而成的植物油，其区别于其他植物油的独特之处是单不饱和脂肪酸含量很高（73%），且含有多酚化合物，具有一定的抗氧化和抗炎症作用，因此被认为对心血管健康有益。但这种有益作用指的是特级初榨橄榄油，而非普通的橄榄油，在购买时一定要注意区分。

目前市售的橄榄油主要有 3 种：①特级初榨橄榄油，是最上等的橄榄油，由上等橄榄冷压榨取而成，无须用溶媒提取，含游离脂肪酸极低；②初榨橄榄油，为第二次低温榨取或采用第二级上好橄榄榨取的油，跟特级初榨橄榄油的制法一样，但它含有较多游离脂肪酸；③橄榄油，第三次压出的油，已经较黑不够纯净，不宜食用，需要通过溶媒精炼，随后再加热将溶媒清除，再与优质的纯净橄榄油混合。

选购橄榄油时要注意以下几点：①选瓶身正面写着 Extra Virgin（英文）或 Extra Vergine（意大利文）或 Extra Virgen（西班牙文）的橄榄油；②选配料表仅有"特级初榨橄榄油"的橄榄油；③看配料表中酸度和反式脂肪酸的含量，按照国际标准要求，特级初榨橄榄油的酸度要低于 0.8%，反式脂肪酸的含量要低于 0.05%。如果配料表中没有这两个数据，千万不要买。

Ｑ: 坚果怎么吃更科学?

坚果富含多种对人体健康有益的成分，如不饱和脂肪酸、蛋白质、膳食纤维、维生素和多种矿物质，但若食用不当，极易造成能量超标，增加超重、肥胖，以及高血压、糖尿病、血脂异常等肥胖相关疾病的风险。因此，科学吃坚果，应注意以下几点。

（1）适量吃。《中国居民膳食指南（2022）》推荐每周的坚果摄入量为 50 ~ 70 g，相当于每天 10 g 左右。换算成具体的食物，相当于带壳葵花子 20 ~ 25 g，约一把半；核桃 2 ~ 3 个；板栗 4 ~ 5 个。

（2）首选无添加的纯坚果。最好不选油炸的、额外加糖加盐的盐焗坚果、怪味坚果，不食带哈喇味、霉变、炒焦的坚果。

（3）选购多种坚果。健康的膳食强调食物多样，不同坚果的营养成分不尽相同，多样化的选择可以获得更加全面的营养。

（4）吃坚果防意外。食用坚果时要注意安全，不在哭闹、大笑时吃，以防发生意外。

Q: 补钾，吃香蕉就够了？

钾是维持细胞内电荷平衡的重要电解质。心脏跳动、神经传导、肌肉收缩等都离不开钾。WHO 推荐每日钾摄入量应达到 3500 mg。一说到补钾，大部分人首先想到的水果就是香蕉。通常情况下，一个中等大小的香蕉含钾量为 422 mg，要想吃够 3500 mg 的钾，那么每天就要吃八九根香蕉才能满足钾的摄入需求。因此，只吃香蕉来补钾肯定是不现实的。

实际上，香蕉属于含钾量中等偏上的食物，很多其他食物的含钾量更高，如土豆、红薯、芸豆等豆类和根茎类蔬菜。

另外，需要注意，不是所有人群都适合高钾饮食。肾功能不全的患者排泄钾的能力会大大受损，吃进去的钾排不出来会造成心律失常等严重的问题。高钾饮食前一定要先确定肾功能没有异常。

Q: 水果不甜就是含糖少？

很多人会根据口感甜度来判断水果的含糖量，认为甜就是含糖多，不甜就是含糖少，这是大错特错的。其实，决定水果口感的因素包括两方面：一是水果中所含糖的种类和含量；二是水果中所含的有机酸和单宁等带有酸涩味物质的含量。

通常来说，水果中所含的糖包括 3 种：葡萄糖、果糖、蔗糖，其中最甜的是果糖，其次是蔗糖，最后是葡萄糖。因此，果糖含量高的水果，口感往往偏甜。以西瓜和火龙果为例，由于西瓜所含的糖类中果糖占到了一半以上，而火龙果中的糖类主要是葡萄糖，因此，从口感上来说，西瓜的甜度要高于火龙果，但从含糖量来说，西瓜的含糖量（5.5%）却比火龙果（13.3%）低。

另外，水果中所含的有机酸（包括柠檬酸、苹果酸、酒石酸等）会带来酸味，多酚化合物（如单宁）含量高时会有涩味，从而降低水果的甜度。以山楂为例，由于其中的有机酸含量很高，因此吃起来很酸，但它的含糖量却高达 22%。

因此，用甜度来判断水果的含糖量是不科学的。

Q: 骨头汤能补钙吗？

研究显示，每 100 mL 骨头汤中的钙含量为 2 ~ 5 mg。对于这个数字，您可能没有什么概念。别急，接着往下看。中国营养学会最新修订的《中国居民膳食指南（2022）》推荐，正常成人每日需要摄入的钙量为 800 mg。这就意味着，对于正常成年人来说，每天要喝 16 ~ 40 L 的骨头汤才能满足机体对钙的需求。那么，对于缺钙人群来说，每日则需要喝更大量的骨头汤才能弥补钙的不足。因此，靠骨头汤补钙是不可行的。

那么，骨头中明明钙含量很高，骨头汤中的钙含量咋就这么低呢？这是因为钙主要以羟基磷酸钙的形式存在于骨骼中，溶解度极低，很难溶解到汤里。

有人可能会问："我在煮骨头汤的时候，往汤里加点醋，不就可以使骨钙溶出增多，从而增加骨头汤里的钙含量了吗？"这个理论是正确的，因为食醋中的醋酸可与骨钙形成较易溶解的醋酸钙，促进骨钙的溶出。那么，加醋煲煮后，骨头汤里的钙含量能达到多少呢？有研究显示，在满足大多数人对骨汤的口感要求的前提下，加醋骨汤中的钙含量约为不加醋时的 1.25 倍。因此，对于正常成年人来说，每天要喝 12.8 ~ 32 L 的加醋骨头汤才能满足机体对钙的需求。可见，加醋烹调后，骨头汤中的钙含量虽然提高了，但是总含量依然很低，无法满足补钙的需求。

Q: 牛奶和豆浆，谁更好？

牛奶和豆浆在营养价值上各有千秋。

就蛋白质而言，二者都属于优质蛋白，且含量相差不大。

就碳水化合物而言，豆浆中的碳水化合物含量很低，且以低聚糖为主；而牛奶中的碳水化合物以乳糖为主，对于乳糖不耐受的人群来说会造成胃肠道不适，但可以通过选择无乳糖牛奶或酸奶来解决这一困扰。

就脂肪而言，牛奶中的脂肪含量高于豆浆，且以饱和脂肪酸为主；而豆浆中的少量脂肪则以不饱和脂肪酸为主。因此，对于肥胖、血脂异常或患心脑血管疾病的人群，在饮用牛奶时建议选择脱脂或低脂的牛奶。

就钙而言，牛奶中钙含量非常丰富，且易被人体吸收，这一点是豆浆无法比拟的。

综上，牛奶和豆浆在营养价值上各有特色，与其说哪个更好，倒不如说哪个更适合。大家可以根据自身条件和需求进行科学选择，或者两个都选择。

Ⓠ 蔬菜和水果能相互替代吗？

尽管蔬菜和水果在营养成分和健康效应方面有很多相似之处，但是蔬菜和水果是不同食物种类，其营养价值和风味各有特点，不能互相替代。

首先，蔬菜品种远多于水果，而且蔬菜（深色蔬菜）中的维生素、矿物质、膳食纤维和植物化学物的含量高于水果，故水果不能代替蔬菜。

其次，水果中的游离糖、有机酸、芳香物质比新鲜蔬菜多，果糖含量也高，且水果食用前不用加热，其营养成分不受烹调因素影响，故蔬菜也不能代替水果。

Ⓠ 喝酒不上脸，就是酒量大？

无论白酒、红酒、黄酒还是啤酒，主要成分都是酒精，在医学上称为乙醇。乙醇在体内的代谢和清除需要两种酶的参与：乙醇脱氢酶和乙醛脱氢酶。乙醇在体内先在乙醇脱氢酶的作用下转化为乙醛，再在乙醛脱氢酶的作用下转化成二氧化碳和水排出体外。通常来说，乙醇脱氢酶在体内的含量丰富，不存在个体差异，可以把乙醇迅速转化为乙醛。但是乙醛脱氢酶在不同人体内的含量差异较大，这就决定了不同的人把乙醛代谢成二氧化碳和水的速度也不同。对于体内乙醛脱氢酶含量低的人来说，乙醛的代谢速度慢，大量乙醛积聚在血液中会引起毛细血管扩张，从而表现为脸色泛红甚至全身皮肤潮红的现象，也就是我们平时所说的"上脸"。而对于那些体内乙醛脱氢酶含量高的人，由于乙醛被迅速代谢掉，因此不容易"上脸"。所以，"上脸"与"不上脸"本质上是由于乙醛脱氢酶在不同人体内的含量不同。

酒精会引发或加剧 200 多种疾病和伤害。饮酒没有安全剂量，摄入量越高，风险就越高。因此，无论是否"上脸"，都应尽量不饮酒，如果实在要饮酒，成年人一天饮用的酒精量不宜超过 15 g，相当于啤酒 450 mL，葡萄酒 150 mL，38% 酒精度白酒 50 mL，高度白酒 30 mL。

Q: 每天喝多少咖啡合适？

咖啡中含有咖啡因，过量摄入咖啡因会出现心悸、呼吸困难、手脚发麻、抽筋、胃灼热、胃食管反流等反应。对于大多数正常成年人来说，每天摄入不超过 400 mg 的咖啡因是比较安全的剂量。那么，换算成常见的咖啡具体是多少量呢？通常，不同品牌的咖啡中咖啡因的含量有一定的差别。以一般的美式咖啡来折算，400 mg 的咖啡因大约相当于两个中杯（355 mL 左右）。

另外，备孕妇女每天咖啡因摄入量建议不超过 300 mg；孕妇、乳母每天的咖啡因摄入量最好控制在 200 mg 以内，过量可能会通过乳汁影响婴儿，增加流产、早产、低出生体重等风险。

如果有胃食管反流、偏头痛、心律失常、睡眠紊乱、乳腺增生等问题，则不建议喝咖啡。

需要注意的是，除了咖啡，茶、某些碳酸饮料、功能饮料、可可、巧克力等食物中也含有咖啡因。因此，应根据每天饮用的咖啡种类，以及是否摄入其他含有咖啡因的食物，来估算自己每日摄入的总咖啡因是否过量。

Q: 上班带饭，如何才能营养安全两不误？

自己带饭的最大问题是难控细菌污染。在你的味蕾和眼睛觉察不出异常之时，细菌可能已经在你的饭菜中大肆繁殖。因此，安全卫生一定是首要的。建议便当存放时间不要超过 12 小时，最好在 8 小时之内。所以，便当最好当天早晨起来做。盛装饭菜时，先把饭盒和盖子用沸水烫一下，然后将刚出锅的饭菜趁热装进去（装到饭盒的 2/3 或 3/4 为宜），立即封严饭盒，待温度降至不烫手时放入冰箱冷藏。

在制作便当时，营养全面、合理自然也是我们需要重点考虑的一环。一份合格的便当至少应包含主食、肉类和蔬菜。主食首先推荐米饭，馒头、饼、面条类的主食不宜自带。因为从加热的角度来讲，加热后的米饭基本能保持原来的状态，馒头、饼、面条等却极容易变干或发胀，影响食用感受。肉类推荐瘦的牛羊肉或鸡肉，不推荐高脂肉类、淡水鱼、海鲜类。这是因为相对于低脂肉类，高脂肉类更易腐败变质。另外，淡水鱼、海鲜等水产品隔夜后易产生蛋白质降解物，会损伤肝、肾功能，且经过加热的水产品相对于肉类来说，难以保持原有的色、香、味，从而影响食欲。蔬菜推荐选择豆角、茄子、番茄、冬瓜、南瓜、胡萝卜、菜花、西葫芦等瓜类或球茎类蔬菜，不推荐绿叶菜。这是因为绿叶菜硝酸盐含量高，炒好后久置，一方面容易生成亚硝酸盐，对健康有害；另一方面绿叶易变黄，影响色相和食欲。同时还要注意，不带凉拌菜。因为凉拌菜没有经过加热杀菌，久置会增加细菌繁殖的风险。如果一定要带，可以考虑多加醋和蒜泥来抑制细菌。

Q: 益生菌、益生元、合生元有什么区别？

益生菌是指适量摄入时能够对健康产生益处的活的微生物。益生菌具有改善肠道微生物组成、调节人体免疫功能、预防艰难梭菌相关的腹泻等多种作用。目前可用于食品和膳食补充剂的益生菌菌株大多属于乳酸杆菌（如鼠李糖乳杆菌、嗜酸乳杆菌）、双歧杆菌（如长双歧杆菌、动物双歧杆菌）、嗜热链球菌等。

益生元是一类不能被人体吸收利用，但能被特定微生物（如肠道中的有益菌）选择性利用的食物成分，从而给人体带来健康益处。通俗地讲，益生元是益生菌的"食物"，肠道内的有益细菌吃了益生元后，能够促进自身的生长繁殖。益生元能够改变肠道菌群构成，促进益生菌生长，并抑制致病菌在肠道内的定植和生长，改善钙吸收和促进骨健康。2017年，国际益生菌和益生元科学协会（ISAPP）最新定义指出，菊粉、低聚果糖、低聚半乳糖等寡糖和多糖、植物提取物、多不饱和脂肪酸等均可作为益生元使用。

合生元是指包含活微生物和可被宿主微生物选择性利用的底物的混合物，能够给宿主带来健康益处。合生元可以是益生菌和益生元的组合，也可以是有益菌和其可以选择性利用的底物的混合物，发挥协同作用。

Q: 什么时间吃钙片，效果最好？

通过口服的方式补充的钙剂需要在胃酸的作用下解离成钙离子才能被人体吸收和利用。进食会刺激胃酸大量分泌，因此，建议钙片随餐吃或者餐后 1 小时内吃。

那么，钙片随哪一餐服用更好呢？由于血液中钙的浓度在后半夜和早晨最低，因此，晚上补钙，能为夜间的钙代谢提供充足的原料，增加血液中钙的浓度。此外，夜间是一天中钙的吸收率最高的时候。因此，晚餐时或晚餐后 1 小时内是补钙的最佳时间。

Q: 该选择哪一种钙片？

钙剂并非越贵越好，需要结合自身情况合理选用。

目前市售的钙剂可分为三代：

第一代——无机钙，主要有氧化钙、碳酸钙、磷酸氢钙、氯化钙、氢氧化钙等。

第二代——有机酸钙，主要有葡萄糖酸钙、乳酸钙、柠檬酸钙、枸橼酸钙等。

第三代——有机钙，主要是螯合钙。

第一代钙剂的特点是含钙量较高，但是大都溶解度低，对胃肠道的刺激较大，易导致便秘。因此，胃酸缺乏、便秘的人群不建议服用第一代钙剂。第二代钙剂的特点是水溶性较好，对胃肠刺激性较小，但是钙含量偏低。第三代钙剂通过配位键将钙与氨基酸连接在一起，具有很高的生物利用度和身体吸收率，对身体不良反应很少，但是价格较高。

Q: 缺乏维生素 D 可以通过食物补充吗?

维生素 D 既来源于膳食，又可由皮肤合成。其中，经常晒太阳是人体廉价获得充足有效的维生素 D 的最好来源。阳光中紫外线的照射可使人体皮肤产生维生素 D，但过量紫外线照射不仅会使皮肤变黑，也容易使皮肤变老，还会增加皮肤癌发生危险。因此，应掌握正确的日晒方式和时间。紫外线的强度受地理位置、季节、时间等的影响，皮肤内维生素 D 的合成又受年龄、肤色等多种因素的影响。因此，日晒时间因地区、季节、时间、个体而异。通常来说，春、夏和秋季 11：00-15：00 将面部和双上臂暴露于阳光下 5 ~ 30 分钟，每周 3 次即可达到预防维生素 D 缺乏的目的。

膳食中，维生素 D 主要存在于海水鱼（如沙丁鱼）、肝、蛋黄等动物性食物中。

Q: 喝红糖水补血吗?

喝红糖并不会起到很好的补血效果。喝红糖水补血的说法由来已久，与红糖颜色与血液颜色相似有关，但实际上并无科学依据。红糖中含有丰富的矿物质，包括钾、钙、镁等，但铁含量并不高，长期大量食用不仅起不到很好的补血效果，还容易由于糖分摄入过多而引发代谢问题。贫血首先需要明确原因，如果确诊为缺铁性贫血，不要采用喝红糖水补血的方法，需要咨询医生补充铁剂。

Q: 菠菜补铁吗?

单纯靠吃菠菜不能起到补铁作用。每 100 g 菠菜中的铁含量为 2.9 mg，大约占到普通成人一日所需铁量的 19.3%，属于铁含量较高的蔬菜。但蔬菜的含铁量普遍较低，且吸收率不高，因此单纯依靠食用某种蔬菜并不能起到很好的补铁效果。富铁食物一般包括动物肝脏、动物血和红肉类，其铁含量较高，铁的吸收率也高于蔬菜，因此推荐食用此类食物进行铁的补充。

Q: 如何通过食物补钙?

可以通过适量食用高钙食物进行补钙。食用各种牛奶、酸奶、奶酪进行补钙的性价比较高。

此外，卤水、石膏点的豆腐和一些豆类，以及西兰花、甘蓝、大白菜等，绿叶蔬菜含钙量也很高。

另外，一些坚果的含钙量也较高，如巴旦木、芝麻等，可以适量食用。

需要注意的是，在补钙的同时需要补充适量的维生素 D，来促进人体对钙的吸收。

Q: 只吃粗粮，不吃细粮，可以吗?

不推荐只吃粗粮、不吃细粮的饮食方法。中国营养学会制定的《中国居民膳食指南》明确指出，主食要做到粗细搭配，粗粮占比大约为全天主食量的 1/3。相比于细粮，粗粮中含有较多的膳食纤维、维生素和矿物质等，能够有效促进人体代谢，增加营养素的摄入。但同时也推荐细粮，它与粗粮搭配食用可以起到营养互补的作用，尤其针对胃肠功能弱的人群而言，精米白面等细粮具有好消化、对胃肠道刺激小等特点，在补充能量的同时对身体的负担较小。

Q: 鱼肉的营养价值有哪些？

鱼肉属于高蛋白低脂肪类食物。鱼肉的蛋白质含量普遍较高，每 100 g 鱼肉大约含蛋白质 20 g，能够补充人体所需的优质蛋白，并具有消化吸收率较高等特点。

鱼肉的脂肪含量较低，而且部分鱼类含有丰富的多不饱和脂肪酸，对心血管疾病的预防具有一定作用。

此外，由于鱼肉具有低热量、低脂、高蛋白等特点，非常适合减重期间食用；由于其富含 DHA 等不饱和脂肪酸，也适合孕产妇及儿童食用，建议每周食用鱼类至少 3 ~ 4 次。

Q: 素食者容易出现营养不良吗？

素食者相比混合饮食者更容易出现营养不良。主要是因为素食者避免食用肉类，甚至蛋、奶等，导致素食者容易缺乏蛋白质、n-3 多不饱和脂肪酸、铁、锌和维生素 B_{12}。虽然素食对于体重管理、慢病预防有好处，但也需要在营养均衡的前提下才行。

因此，对于素食者，推荐尽量采用包含蛋、奶，偶尔吃鱼、禽、瘦肉的这种弹性素食的方法，还要注意多吃豆制品、全谷物、菌藻、坚果等，也可以考虑补充剂，尽可能减少营养不良的发生。

Q: 维生素 C 泡腾片有什么好处和坏处?

维生素 C 是一种非常重要、人体必不可少的营养素,它参与了人体细胞免疫过程,同时具有抗氧化作用。维生素 C 严重缺乏可能导致坏血病,但对于正常饮食、均衡膳食的健康人来讲,一般不会出现严重的维生素 C 缺乏现象。

作为维生素 C 的补充剂,泡腾片并不推荐。虽然维生素 C 泡腾片能够起到一次性大量补充维生素 C 的作用,但同时还会摄入过量的钠,对血压、代谢等无益处,如果长期大量摄入纳还会增加泌尿系统结石的风险。在无特殊疾病的前提下,建议大家最好还是通过食物来补充维生素 C。

Q: 维生素 A 缺乏应该吃什么?

维生素 A 缺乏首先要注意日常饮食多吃一些富含维生素 A 的食物。维生素 A 含量丰富的食物包括动物性食品以及深色蔬菜、水果。对于儿童而言,每天吃半个鸡蛋、一点肉类,每周吃几次深色蔬菜,如胡萝卜、南瓜、菠菜等(胡萝卜素等成分在人体内能够转化为维生素 A),这样就可满足人体对于维生素 A 的需要。如果通过自然食物摄入的维生素 A 过少,则可通过补充剂来进行额外补充。

Q: 肉类中维生素 B_{12} 含量多吗,如何科学补充?

肉类中的维生素 B_{12} 含量丰富,成人及儿童均建议适量食用,以预防维生素 B_{12} 的缺乏。维生素 B_{12} 缺乏可能会导致贫血,儿童、孕妇尤其需要注意日常饮食的摄入及合理补充。

此外，老年人由于胃肠道功能下降甚至罹患萎缩性胃炎等情况，影响维生素 B_{12} 的吸收，也容易出现维生素 B_{12} 缺乏，建议通过服用维生素 B 制剂进行补充。

ⓠ DHA 和复合维生素可以一起吃吗?

DHA 和复合维生素可以一起吃，二者并无冲突。孕期及非孕期的成人，在无禁忌证的前提下都可尝试规律服用安全剂量下的复合维生素，以起到补充作用，尤其是孕产妇及老年人，对维生素的需要量增加或吸收功能下降的情况下，建议规律进行补充。

另外，DHA 是一种多不饱和脂肪酸，对心血管疾病具有一定的预防作用，对具有心血管疾病高危因素的人群存在益处；DHA 对胎儿的神经系统发育具有促进作用，可在孕期酌情进行补充。

DHA 和复合维生素制剂在符合适应证的情况下可以同时服用，以补充人体所需或预防缺乏症状。

ⓠ 吃什么食物有利于提高机体免疫力?

均衡饮食是保障机体免疫力的重要途径。首先要保证蛋白质和铁的摄入量，推荐每天 100 g 左右肉类的摄入；各类蔬菜和水果需要适量摄入，建议按照中国营养学会的推荐摄入量进行，包括蔬菜每天 300 ~ 500g，水果每天 200 ~ 350g，最好做到种类多样；尽量避免摄入空热量食物，如加工食品、快餐、含糖饮料等；另外需要限制酒精的摄入量，推荐不饮酒或含有酒精的饮料等。在注意饮食的同时，适量运动、保持良好情绪和睡眠等对提高机体免疫力同样具有重要影响。

Q: 缺锌该多吃什么?

适量的锌对于免疫系统发育和维持正常免疫功能非常重要。缺锌首先从饮食上进行调整，红肉类、贝类和动物内脏等都是锌的良好来源，在日常生活中相对易得。出现锌缺乏时，可以优先选择以上食物进行补充，如果复查后依然缺锌或者症状无明显改善，则需要及时服用锌补充剂。

参考文献

[1] OLSSON B. Medical aspects on sauna bathing[J]. Lakartidningen, 2018, 115: FDL7.

[2] LAUKKANEN J A, LAUKKANEN T, KUNUTSOR S K.Cardiovascular and Other Health Benefits of SaunaBathing: A Review of the Evidence[J]. Mayo Clin Proc, 2018, 93（8）: 1111–1121.

[3] ZHENG X, HASEGAWA H. Administration of caffeine inhibited adenosine receptor agonist-induced decreases in motor performance, thermoregulation, and brain neurotransmitter release in exercising rats[J]. Parmacol Biochem Behav, 2016, 140: 82–89.

[4] DAVIS J M, ZHAO Z, STOCK H S, et al. Central nervous system effects of caffeine and adenosine on fatigue[J]. Am J Physiol Regul Inter Comp Physiol, 2003, 284（2）: R399–R404.

[5] HAIDARI F, SAMADI M, MOHAMMADSHAHI M, et al. Energy restriction combined with green coffee bean extract affects serum adipocytokines and the body composition in obese women[J]. Asia Pac J Clin Nutr, 2017, 26（6）: 1048–1054.

[6] THOM E. The effect of chlorogenic acid enriched coffee onglucose absorption in healthy volunteers and its effect on bodymass when used long-term in overweight and obese people[J]. J Int Med Res, 2007, 35（6）: 900–908.

[7] ST-ONGE M P, SALINARDI T, HERRON-RUBIN K, et al. A weight-loss

diet including coffee-derived mannooligo saccharides enhances adipose tissue loss in overweight men but not women[J]. Obesity（Silver Spring），2012，20（2）：343–348.

[8]胡梦眉. 咖啡豆提取物对营养肥胖型大鼠减肥的作用及机制初探 [D]. 浙江：浙江工业大学，2015.

[9]王瑶，王晓娜，张雪辉，等. 云南小粒咖啡类黑精的抗氧化及减肥功能 [J]. 食品科学，2019，40（1）：183–189.

[10]BADMAEV V，MAJEED M. weight loss，the Ayuraydic system[J]. Total health，1995，17（4）：32–35.

[11]SMEETS A J，WESTERTERP-PLANTENGA M S. The acute effects of a lunch containing capsaicin on energy and substrate utilization，hormones and satiety[J]. Eur JNutr，2009，48（4）：229–234.

[12]SNITKER S，FUJISHIMA Y，SHEN H，et al. Effects of novel capsinoid treatment on fatness and energy metabolism in humans：possible pharmacogenetic implications[J]. Am JClin Nutr，2009，89（1）：45–50.

[13]易显浩，朱晒红，李伟正，等. 减重手术改善代谢的机制 [J]. 肿瘤代谢与营养电子杂志，2021，8（1）：93–98.

[14]赵丽云，马冠生，朴建华，等. 2010-2012 中国居民营养与健康状况监测总体方案 [J]. 中华预防医学杂志，2016，50（3）：204–207.

[15]中国营养学会. 中国居民膳食指南（2022)[M]. 北京：人民卫生出版社，2022.

[16]BEAZLEY-LONG N，HUA J，JEHLE T，et al.VEGF—A165b is an endogenous neuroprotective splice isoform of vascular endothelial growth fantor A in vivo and in vitro[J]. The American Journal of Pathology，2013，183(3)：918–929.

[17]邓鑫，宋来君，郭新宾. 血管内皮生长因子 165 对神经干细胞的生长及分化的影响 [J]. 中华脑科疾病与康复杂志，2013，3（3）：169–174.

[18]SUN G C，MA Y Y. Vascular endothelial growth factor modulates voltage-gated Na+Channel properties and depresses action potential firing in cultured

rat hippocampal neurous[J]. Biological & Pharmaceutical Bulletin，2013，36（4）：548-555.

[19] 中国营养学会.中国妇女妊娠期体重监测与评价：T/CNSS 009 - 2021 [S].北京：中国营养学会，2021.

[20] VGONTZAS A N，BIXLER E O，CHROUSOS G P，et al.Obesity and sleep disturbances：meaningful sub-typing of obesity[J]. Archives of Physiology and Biochemistry，2008，114（4）：224-236.

[21] 吕振勇，郑盼盼，JACKSO N T.暴食症的影响因素及其机制 [J]. 心理科学进，2016，24（1）：55-65.